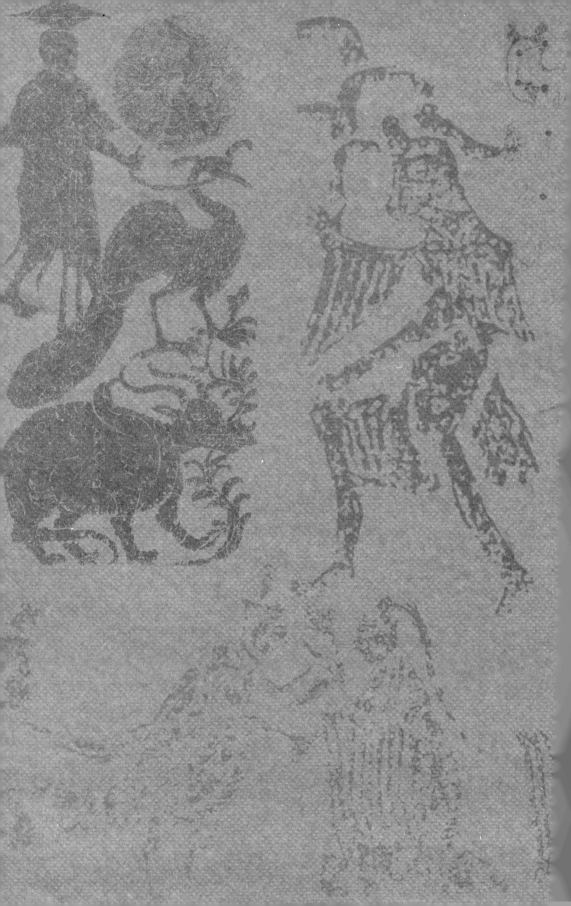

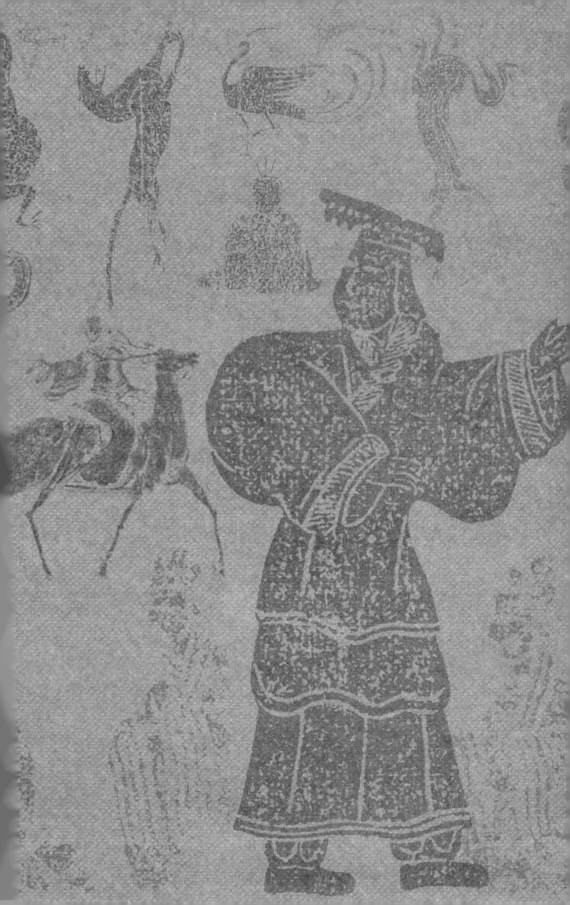

中国古医籍整理丛书

分部本草妙用

明·顾逢伯　撰

吴昌国　校注

中国中医药出版社
·北　京·

图书在版编目（CIP）数据

分部本草妙用/（明）顾逢伯撰；吴昌国校注．—北京：中国中医
药出版社，2015.12

（中国古医籍整理丛书）

ISBN 978 - 7 - 5132 - 3045 - 2

Ⅰ．①分…　Ⅱ．①顾…　②吴…　Ⅲ．①本草 - 食物疗法

Ⅳ．①R247.1

中国版本图书馆 CIP 数据核字（2015）第 315689 号

中 国 中 医 药 出 版 社 出 版

北京市朝阳区北三环东路 28 号易亨大厦 16 层

邮政编码　100013

传真　010 64405750

保定市中画美凯印刷有限公司印刷

各地新华书店经销

*

开本 710×1000　1/16　印张 16　字数 99 千字

2015 年 12 月第 1 版　2015 年 12 月第 1 次印刷

书　号　ISBN 978 - 7 - 5132 - 3045 - 2

*

定价　48.00 元

网址　www.cptcm.com

前　言

　　中医药古籍是传承中华优秀文化的重要载体，也是中医学传承数千年的知识宝库，凝聚着中华民族特有的精神价值、思维方法、生命理论和医疗经验，不仅对于传承中医学术具有重要的历史价值，更是现代中医药科技创新和学术进步的源头和根基。保护和利用好中医药古籍，是弘扬中国优秀传统文化、传承中医学术的必由之路，事关中医药事业发展全局。

　　1949 年以来，在政府的大力支持和推动下，开展了系统的中医药古籍整理研究。1958 年，国务院科学规划委员会古籍整理出版规划小组在北京成立，负责指导全国的古籍整理出版工作。1982 年，国务院古籍整理出版规划小组召开全国古籍整理出版规划会议，制定了《古籍整理出版规划（1982—1990）》，卫生部先后下达了两批 200 余种中医古籍整理任务，掀起了中医古籍整理研究的新高潮，对中医文化与学术的弘扬、传承和发展，发挥了极其重要的作用，产生了不可估量的深远影响。

　　2007 年《国务院办公厅关于进一步加强古籍保护工作的意见》明确提出进一步加强古籍整理、出版和研究利用，以及

"保护为主、抢救第一、合理利用、加强管理"的方针。2009年《国务院关于扶持和促进中医药事业发展的若干意见》指出，要"开展中医药古籍普查登记，建立综合信息数据库和珍贵古籍名录，加强整理、出版、研究和利用"。《中医药创新发展规划纲要（2006—2020）》强调继承与创新并重，推动中医药传承与创新发展。

　　2003～2010年，国家财政多次立项支持中国中医科学院开展针对性中医药古籍抢救保护工作，在中国中医科学院图书馆设立全国唯一的行业古籍保护中心，影印抢救濒危珍本、孤本中医古籍1640余种；整理发布《中国中医古籍总目》；遴选351种孤本收入《中医古籍孤本大全》影印出版；开展了海外中医古籍目录调研和孤本回归工作，收集了11个国家和2个地区137个图书馆的240余种书目，基本摸清流失海外的中医古籍现状，确定国内失传的中医药古籍共有220种，复制出版海外所藏中医药古籍133种。2010年，国家财政部、国家中医药管理局设立"中医药古籍保护与利用能力建设项目"，资助整理400余种中医药古籍，并着眼于加强中医药古籍保护和研究机构建设，培养中医古籍整理研究的后备人才，全面提高中医药古籍保护与利用能力。

　　在此，国家中医药管理局成立了中医药古籍保护和利用专家组和项目办公室，专家组负责项目指导、咨询、质量把关，项目办公室负责实施过程的统筹协调。专家组成员对古籍整理研究具有丰富的经验，有的专家从事古籍整理研究长达70余年，深知中医药古籍整理研究的重要性、艰巨性与复杂性，履行职责认真务实。专家组从书目确定、版本选择、点校、注释等各方面，为项目实施提供了强有力的专业指导。老一辈专家的学术水平和智慧，是项目成功的重要保证。项目承担单位山东中医药大学、南京中医药大学、上海中医药大学、福建中医药大学、浙江省中医药研究院、陕西省中医药研究院、河南省中医药研究院、辽宁中医药大学、成都中医药大学及所在省市中医药管理部门精心组织，充分发挥区域间互补协作的优势，并得到承担项目出版工作的中国中医药出版社大力配合，全面推进中医药古籍保护与利用网络体系的构建和人才队伍建设，使一批有志于中医学术传承与古籍整理工作的人才凝聚在一起，研究队伍日益壮大，研究水平不断提高。

本着"抢救、保护、发掘、利用"的理念，该项目重点选择近60年未曾出版的重要古医籍，综合考虑所选古籍的保护价值、学术价值和实用价值。400余种中医药古籍涵盖了医经、基础理论、诊法、伤寒金匮、温病、本草、方书、内科、外科、女科、儿科、伤科、眼科、咽喉口齿、针灸推拿、养生、医案医话医论、医史、临证综合等门类，跨越唐、宋、金元、明以迄清末。全部古籍均按照项目办公室组织完成的行业标准《中医古籍整理规范》及《中医药古籍整理细则》进行整理校注，绝大多数中医药古籍是第一次校注出版，一批孤本、稿本、抄本更是首次整理面世。对一些重要学术问题的研究成果，则集中收录于各书的"校注说明"或"校注后记"中。

"既出书又出人"是本项目追求的目标。近年来，中医药古籍整理工作形势严峻，老一辈逐渐退出，新一代普遍存在整理研究古籍的经验不足、专业思想不坚定等问题，使中医古籍整理面临人才流失严重、青黄不接的局面。通过本项目实施，搭建平台，完善机制，培养队伍，提升能力，经过近5年的建设，锻炼了一批优秀人才，老中青三代齐聚一堂，有效地稳定了研究队伍，为中医药古籍整理工作的开展和中医文化与学术的传承提供必备的知识和人才储备。

本项目的实施与《中国古医籍整理丛书》的出版，对于加强中医药古籍文献研究队伍建设、建立古籍研究平台，提高古籍整理水平均具有积极的推动作用，对弘扬我国优秀传统文化，推进中医药继承创新，进一步发挥中医药服务民众的养生保健与防病治病作用将产生深远影响。

第九届、第十届全国人大常委会副委员长许嘉璐先生，国家卫生计生委副主任、国家中医药管理局局长、中华中医药学会会长王国强先生，我国著名医史文献专家、中国中医科学院马继兴先生在百忙之中为丛书作序，我们深表敬意和感谢。

由于参与校注整理工作的人员较多，水平不一，诸多方面尚未臻完善，希望专家、读者不吝赐教。

国家中医药管理局中医药古籍保护与利用能力建设项目办公室
二〇一四年十二月

许 序

"中医"之名立，迄今不逾百年，所以冠以"中"字者，以别于"洋"与"西"也。慎思之，明辨之，斯名之出，无奈耳，或亦时人不甘泯没而特标其犹在之举也。

前此，祖传医术（今世方称为"学"）绵延数千载，救民无数；华夏屡遭时疫，皆仰之以度困厄。中华民族之未如印第安遭染殖民者所携疾病而族灭者，中医之功也。

医兴则国兴，国强则医强。百年运衰，岂但国土肢解，五千年文明亦不得全，非遭泯灭，即蒙冤扭曲。西方医学以其捷便速效，始则为传教之利器，继则以"科学"之冕畅行于中华。中医虽为内外所夹击，斥之为蒙昧，为伪医，然四亿同胞衣食不保，得获西医之益者甚寡，中医犹为人民之所赖。虽然，中国医学日益陵替，乃不可免，势使之然也。呜呼！覆巢之下安有完卵？

嗣后，国家新生，中医旋即得以重振，与西医并举，探寻结合之路。今也，中华诸多文化，自民俗、礼仪、工艺、戏曲、历史、文学，以至伦理、信仰，皆渐复起，中国医学之兴乃属必然。

迄今中医犹为国家医疗系统之辅，城市尤甚。何哉？盖一则西医赖声、光、电技术而于20世纪发展极速，中医则难见其进。二则国人惊羡西医之"立竿见影"，遂以为其事事胜于中医。然西医已自觉将入绝境：其若干医法正负效应相若，甚或负远逾于正；研究医理者，渐知人乃一整体，心、身非如中世纪所认定为二对立物，且人体亦非宇宙之中心，仅为其一小单位，与宇宙万象万物息息相关。认识至此，其已向中国医学之理念"靠拢"矣，虽彼未必知中国医学何如也。唯其不知中国医理何如，纯由其实践而有所悟，益以证中国之认识人体不为伪，亦不为玄虚。然国人知此趋向者，几人？

国医欲再现宋明清高峰，成国中主流医学，则一须继承，一须创新。继承则必深研原典，激清汰浊，复吸纳西医及我藏、蒙、维、回、苗、彝诸民族医术之精华；创新之道，在于今之科技，既用其器，亦参照其道，反思己之医理，审问之，笃行之，深化之，普及之，于普及中认知人体及环境古今之异，以建成当代国医理论。欲达于斯境，或需百年欤？予恐西医既已醒悟，若加力吸收中医精粹，促中医西医深度结合，形成21世纪之新医学，届时"制高点"将在何方？国人于此转折之机，能不忧虑而奋力乎？

予所谓深研之原典，非指一二习见之书、千古权威之作；就医界整体言之，所传所承自应为医籍之全部。盖后世名医所著，乃其秉诸前人所述，总结终生行医用药经验所得，自当已成今世、后世之要籍。

盛世修典，信然。盖典籍得修，方可言传言承。虽前此50余载已启医籍整理、出版之役，惜旋即中辍。阅20载再兴整理、出版之潮，世所罕见之要籍千余部陆续问世，洋洋大观。

今复有"中医药古籍保护与利用能力建设"之工程，集九省市专家，历经五载，董理出版自唐迄清医籍，都400余种，凡中医之基础医理、伤寒、温病及各科诊治、医案医话、推拿本草，俱涵盖之。

噫！璐既知此，能不胜其悦乎？汇集刻印医籍，自古有之，然孰与今世之盛且精也！自今而后，中国医家及患者，得览斯典，当于前人益敬而畏之矣。中华民族之屡经灾难而益蕃，乃至未来之永续，端赖之也，自今以往岂可不后出转精乎？典籍既蜂出矣，余则有望于来者。

谨序。

第九届、十届全国人大常委会副委员长

许嘉璐

二〇一四年冬

王 序

中医学是中华民族在长期生产生活实践中，在与疾病作斗争中逐步形成并不断丰富发展的医学科学，是中国古代科学的瑰宝，为中华民族的繁衍昌盛作出了巨大贡献，对世界文明进步产生了积极影响。时至今日，中医学作为我国医学的特色和重要医药卫生资源，与西医学相互补充、相互促进、协调发展，共同担负着维护和促进人民健康的任务，已成为我国医药卫生事业的重要特征和显著优势。

中医药古籍在存世的中华古籍中占有相当重要的比重，不仅是中医学术传承数千年最为重要的知识载体，也是中医为中华民族繁衍昌盛发挥重要作用的历史见证。中医药典籍不仅承载着中医的学术经验，而且蕴含着中华民族优秀的思想文化，凝聚着中华民族的聪明智慧，是祖先留给我们的宝贵物质财富和精神财富。加强对中医药古籍的保护与利用，既是中医学发展的需要，也是传承中华文化的迫切要求，更是历史赋予我们的责任。

2010 年，国家中医药管理局启动了中医药古籍保护与利用能力建设项目。这既是传承中医药的重要工程，也是弘扬优秀民族文化的重要举措，不仅能够全面推进中医药的有效继承和创新发展，为维护人民健康做出贡献，也能够彰显中华民族的璀璨文化，为实现中华民族伟大复兴的中国梦作出贡献。

相信这项工作一定能造福当今，嘉惠后世，福泽绵长。

国家卫生与计划生育委员会副主任

国家中医药管理局局长

中华中医药学会会长

王国强

二〇一四年十二月

马 序

    新中国成立以来，党和国家高度重视中医药事业发展，重视古籍的保护、整理和研究工作。自 1958 年始，国务院先后成立了三届古籍整理出版规划小组，分别由齐燕铭、李一氓、匡亚明担任组长，主持制订了《整理和出版古籍十年规划（1962—1972）》《古籍整理出版规划（1982—1990）》《中国古籍整理出版十年规划和"八五"计划（1991—2000）》等，而第三次规划中医药古籍整理即纳入其中。1982 年 9 月，卫生部下发《1982—1990 年中医古籍整理出版规划》，1983 年 1 月，中医古籍整理出版办公室正式成立，保证了中医古籍整理出版规划的实施。2002 年 2 月，《国家古籍整理出版"十五"（2001—2005）重点规划》经新闻出版署和全国古籍整理出版规划领导小组批准，颁布实施。其后，又陆续制定了国家古籍整理出版"十一五"和"十二五"重点规划。国家财政多次立项支持中国中医科学院开展针对性中医药古籍抢救保护工作，文化部在中国中医科学院图书馆专门设立全国唯一的行业古籍保护中心，国家先后投入中医药古籍保护专项经费超过 3000 万元，影印抢救濒危珍、善、孤本中医古籍1640余种，开展了海外中医古籍目录调研和孤本回归工作。2010年，国家财政部、国家中医药管理局安排国家公共卫生专项资金，设立了"中医药古籍保护与利用能力建设项目"，这是继1982~1986年第一批、第二批重要中医药古籍整理之后的又一次大规模古籍整理工程，重点整理新中国成立后未曾出版的重要古籍，目标是形成并普及规范的通行本、传世本。

为保证项目的顺利实施，项目组特别成立了专家组，承担咨询和技术指导，以及古籍出版之前的审定工作。专家组中的许多成员虽逾古稀之年，但老骥伏枥，孜孜不倦，不仅对项目进行宏观指导和质量把关，更重要的是通过古籍整理，以老带新，言传身教，培养一批中医药古籍整理研究的后备人才，促进了中医药古籍保护和研究机构建设，全面提升了我国中医药古籍保护与利用能力。

作为项目组顾问之一，我深感中医药古籍保护、抢救与整理工作的重要性和紧迫性，也深知传承中医药古籍整理经验任重而道远。令人欣慰的是，在项目实施过程中，我看到了老中青三代的紧密衔接，看到了大家的坚持和努力，看到了年轻一代的成长。相信中医药古籍整理工作的将来会越来越好，中医药学的发展会越来越好。

欣喜之余，以是为序。

中国中医科学院研究员

马继兴

二〇一四年十二月

校注说明

　　《分部本草妙用》（简称《分部本草》），明代顾逢伯撰。顾逢伯，字君升，号友七散人，古吴（今江苏吴县）人。具体生卒年不详，据本书序言作者陆康稷于万历四十四年中进士及本书序写于崇祯庚午年推算，顾氏大约生活于明末之万历至崇祯，直至清初年间。

　　顾氏业医，原非初衷。从其通家友人陆康稷为明万历进士并官至吏部文选司员外来看，其初应与陆氏一样，为立志于科举进身之儒生。据其所著《脉诀炬灯》自序可知，科举失意、父亲病重，乃是其弃儒从医的两大因缘。

　　顾氏生平，文献记载不多。其所著医书，除《分部本草》外，尚有《脉诀炬灯》，惜流传甚少，今惟北京中医药大学图书馆藏有抄本残卷。

　　据本书两篇序文题款，《分部本草》当写成于明代崇祯庚午年（1630）。

　　本书收载常用药物546种，重点阐述了每味药的性味功用和主治要点。其分类方法，主要是按脏腑经络分部，每部分别再分温补、寒补、温泻、寒泻、性平五类。其学术思想特点是强调实用，力求简明，分部严谨。本书将所选药物品种，按照特定的方式进行排列，犹如军阵之有序，故称《分部本草》。本书还通过序文、凡例，对"用药如用兵"这一古老医训加以阐发，全书的结构也与这一思想有较大关联。

　　据《中国中医古籍总目》、国内主要图书馆藏书目录及有关文献考证，本书只有明崇祯刻本一个版本。此版本可能就是成书后惟一刊刻的版本，此后未能再版。

目前只有中国中医科学院图书馆、安徽省图书馆各藏有一部完整版本。其余的残本有国家图书馆藏存前五卷；上海中医药大学图书馆、天一阁各藏有一部残本。1997 年，中医古籍出版社据中国中医科学院图书馆藏明崇祯刻本，出版了影印本。

此次整理以中医科学院图书馆所藏崇祯刻本为底本。

本书无其他版本可供校勘，书中绝大部分内容源自《本草纲目》。本次采用金陵本《本草纲目》作为主要的校勘文献。其中部分书目因原书散佚，故采用近代的辑佚本。主要选择的辑佚本有：《神农本草经》清代嘉庆顾观光辑本，《名医别录》人民卫生出版社 1986 年尚志钧辑校本，《本草经集注》人民卫生出版社 1994 年尚志钧辑校本，《新修本草》安徽科技出版社 1981 年尚志钧辑复本，《海药本草》人民卫生出版社 1997 年尚志钧辑校本，《本草图经》安徽科技出版社 1994 年尚志钧辑校本。

1. 全书简体字排版，并加新式标点。原书小字夹注为双行，此改为小字单行，加独立标点。

2. 凡底本文字抄录《本草纲目》，而与原书有文字差异及增减，视情形分别处理。若虽有异文，然含义无变化，而底本文句完整，则不作校记；若含义虽有差异然底本无明显错误，保留底本原字，出校记；抄录错误影响语义者，对底本加以改正，并出校记。

3. 凡所抄录《本草纲目》内容，又系转录经典或前人文本，若与原著文句相似，则舍《本草纲目》而上溯原书进行校勘。若《本草纲目》已作重新整理而与原著文句差异很大，仍从《本草纲目》校勘。

4. 书中出现的难字、生僻字词，于首见时诠注，以后出现者不再加注。文字注音采用汉语拼音法加直音字。

5. 凡涉及医家人名及称号等，常见而周知者，如李东垣、朱丹溪等，概不出注；生僻或非医家人名称号，如深师、秦观等，凡能考证查阅者于首见时出注，暂无考证或所指不明者不出注。

6. 古字一律改作通行字，异体字一律改作正体字，部分中医文献专用的异体字，视情形予以保留，均不出注。

7. 通假字均于首见时出注，以后复见者不再注。部分中医文献习用而含义明确的通假字，不出注。

8. 不规范讹字、俗字，及明显因形、音相近而误之文字，在不影响文义的情形下，直接改为规范字，不出校。

9. 药名有用通假字、俗字、古字者，统一改为通用文字，如"蓬莪茂"改为"蓬莪术"，"紫苑"改为"紫菀"等。有些属于通用异名则保留原字不变，如"蓬砂"同"硼砂"，"丹砂"同"朱砂"等，均不作改动。

10. 原书于文字旁用符号△、○，表示药对症的程度，今因横排出版，删除原符号，"△"对应文字用粗体加着重号，"○"对应文字用着重号。

11. 原书序、自序、凡例及每卷卷次之前均有"分部本草"或"分部本草妙用"，每卷卷次之下均有"古吴友七散人顾逢伯君升父纂"等字，今一并删去。

12. 根据正文编制新目录，原书总目及分卷目录均删去。

13. 原书目录与正文不合者，皆据正文改正。

序

昔庖牺①问天而八卦列，炎帝问地而百草辨，轩辕问人而五脏六腑、十四经脉明。上古至神极圣，顺天地之纪，逆幽明之占，治五气，宣五行，令病者起，夭者寿，则所为旁罗日月星辰、水波土石金玉，而泽之大德生气也。《周礼》医师掌医之政令，邦有疾，则使医分而治之，岁终则稽其功，以制其食上下。我朝调养万民，设医院及诸郡医学，以疗民间疾苦，斯亦周官遗制也。代季漫漶②，经学榛芜③。居世之士，曾不留神医药，上以疗君亲，下以救贫苦，中以保长生，而第𢱾④逐荣利，企踵权豪，饰其末而弃其本，华其表而悴其内，进不能爱人知物，退不能爱身知己，卒遇非常，陷身死地，不大可痛惜也哉！吾友顾君升氏，广博儒书，深研医理，著《脉诀炬灯》，业已起人于聋愦⑤。而复著《分部本草》，简洁明了，不芜不蔓，以三年之功，照千载之暗，信口信手，触处逢源，使读者开卷如镜，须眉若对，而毫发炳如也。欲得药性用法之微，孰有过于斯者！精究斯编，则得本可以遗末，宝内可以贱外。愿世之贤士大夫，留心性命者，人置一编于座右，岂特无仲景之憾，并可以相天

---

① 庖（páo 咆）牺：即"伏羲"，为中华民族人文始祖。《史记·三皇本纪》："大皞庖牺氏，养牺牲以庖厨，故曰庖牺。"

② 漫漶（huàn 换）：原指文字、图画等因受潮而模糊不清，此指古经因年代久远而渐被淡忘。

③ 榛芜：荒草杂木丛生。指经学荒疏，无人过问。

④ 第𢱾：第，只，仅仅。𢱾，借作"擅"；擅长。又，此段仿《伤寒论序》，而彼序作"竞"一字。

⑤ 愦（kuì 溃）：同"瞶"。混乱。

之度，运地之纪，达人之幽，而寿国寿民，功靡极矣。今上神灵睿智，劳心动力，调阴播阳，拯世和民，不逊有熊氏下。臣稷愧不敢企古鸿诸人，明习垣方，请以是编，藏诸灵兰之室，布告海内，以济万民。

时皇明崇祯岁次庚午一阳吉旦

赐进士出身北京吏部文选司员外前兵部武选司主事通家友弟陆康稷顿首拜撰

自　序

　　尝闻用药如用兵。余读兵书，而知兵之水土有异也，伎俩不同也。南人习于水战，北人习于陆战；山川利于峻险，边境利于沙漠；或有长于剑戟、长于弓弩、长于矛盾、长于火攻、长于车战者。假使驱陆战者而攻水，则先溺之于波涛矣；驱平原者于险地，则先危之于垒卵矣。易弓弩而戈矛，则措手不能支；易车战而火攻，则倒施适自陷。至于天时地利之不可违，彼己虚实之早宜量，此又因时权变者也。予读医书，而知用药亦犹是尔。心、肝、脾、肺、肾，药之性也，各走其脏；寒、温、补、泻、平，药之能也，各效其灵。引经谬则生克颠倒，补泻差则证候反剧。至于阴阳气运之变更，五方燥湿之不一，表里虚实异形，风寒暑湿异证，又宜因天时人事而灵应之者也。妙得其机，而适投其窍，药之灵奇也，不犹亚夫[①]武穆[②]之军，有令人不可测识也哉！予故以本草一书，分为五脏，犹兵之有五部也。其兼经杂药，犹兵之有擅众长堪令使者。类序其寒温补泻，犹兵之各善其长，而各利一方者。昭列于前，井然不乱，俟识者得其性，知其能，而各奏其效也。不犹王家之兵，听之能将将、能将兵者之调遣也耶？至于以阴阳五行之微，运用乎草木金石之药，直是知彼将我将、识九天九地之机而操纵如神

---

　　① 亚夫：周亚夫，西汉名将，沛（今江苏丰县）人，名将绛侯周勃次子。在七国之乱中，他统帅汉军，3个月平定叛军，名闻天下。

　　② 武穆：岳飞，字鹏举，宋代汤阴县人。南宋中兴四将之首，所率岳家军骁勇善战，在军事史上极负盛名。后被以"莫须有"的罪名而遭杀害。宋孝宗时诏复官，谥武穆。

者。噫！当我世而安得医师如赤松①、卧龙②者哉！予非曰能之，愿学焉。

古吴友七散人顾逢伯君升父③题于赞育斋

二

---

① 赤松：即赤松子。原指传说中的上古仙人，神农时雨师。汉初著名谋士张良，据说晚年随赤松子游，故亦称张良为赤松子。文义似指后者。

② 卧龙：诸葛亮，字孔明，号卧龙，琅琊阳都（今山东临沂市沂南县）人。三国蜀汉丞相，杰出的政治家、军事家，为匡扶蜀汉政权，呕心沥血，鞠躬尽瘁，死而后已。

③ 父：亦作"甫"。老叟。

凡 例

——时珍《本草》及《大观本草》虽云极备，而泛滥无绪，不便检阅。兹刻先分五脏及兼经、杂药等部，令观者欲看何经药，则翻卷即是，而补泻温寒，复昭然别序，不惟无浩瀚之苦，而兼得堂正之路，大有便于观览云。

——白下①有《本草删》一书，无非削繁归约，不如此书之有头绪、有斟酌，遵古人之旨，参近世之论，无枝蔓之费解，有捷径之足师。

——分部别性，特类序以便人检阅，而应用灵奇，尤开揭以指人趋向，非复前书之混混，幸赏兹刻之昭昭。

——凡有疑难药品，细辨真伪。手头常药，肆中无假，则不复赘。

——凡药对此症者，则旁用△；稍次则旁用○；其不△不○者，遵古类书而已。然过于影响者，业已删去，不敢乱人旨见云。

——本草所载成方，或渊虚，或而未验者，俱不敢赘。原于理而确当，试之病而果灵，及不佞历年所得神方，始敢笔之于后，非若别书之混载，徒以炫人之耳目。

友七散人谨识

---

① 白下：今江苏省南京市的古名。

目　录

目 录

七

卷之九

卷之十

卷之一

肝 部

温 补

天 麻

辛，温①，无毒。

即赤箭②根。赤箭乃天麻苗也，又名定风草，有风不动，无风自摇者。若治风痹，将剉，安于瓶，用蒺藜暖火熬焦，盖天麻上，纸封，巳至未，取出蒺藜，炒过再覆，如前七遍，焙干捣用。若治肝风虚，洗净，湿纸包，糠火中煨熟，切片，酒浸，焙干用。

主治：**诸风湿痹，四肢拘挛不仁**，小儿风痫惊气；开窍通脉，杀鬼，治蛊恶气、摊缓③、语乱，及风虚眩晕头痛。

经云：诸风掉眩，皆属于木。天麻厥阴本药，专补肝虚。凡眼黑头旋，风虚内作，非天麻不治。同芎䓖合丸，消风利膈，治运化痰，解肢节痛，和皮肤不仁也。同半夏蒸熟，可熨腰脚痛处，汗出则愈。

川芎䓖

辛，温，无毒。白芷为使，畏黄连。形实色白者佳。

主治：中风入脑**头痛**，寒痹筋挛，血闭无子，脑寒，游风，

---

① 温：《证类本草》等均作"平"。

② 箭：原作"节"，据下文及《本草纲目》改。

③ 摊缓：即瘫痪。

一切风气劳血；破宿血，养新血，吐鼻溺等血；脑疽、发背、瘰疬。**搜肝风，润肝燥，补风虚，燥湿开郁。**

按：川芎上行头目，下行血海，少阳、厥阴头痛及血虚头痛之圣药也，但太阳加羌活，阳明同白芷，少阴同细辛是也。又能解诸郁，直达三焦，为通阴阳气血之使。肝苦急，以辛补之，故利于血虚；辛以散之，故利于气郁。以之治湿泻，其效更神。若以治血痢，其痛立止。何者？阴亏气滞，得芎而气行血随。其旨益微矣哉！但宜中病，不可多服，药中不可多用，以其戕阴丧元，久必暴亡也。

柏子仁

甘，温①，无毒。畏菊花、羊蹄草。蒸熟取仁，炒研入药。

主治：惊悸，益气除风湿，安五脏，悦颜色，耳目聪明，腰痛，益血止汗，兴阳益寿，去邪润肝，益智宁神，养心气，润肾燥。

按：柏子仁为肝家气分药，性平，不寒不燥，味甘而补，辛而润。其气清香，能透心肾，滋益脾家，仙家上品也。仙传②云：赤松子食柏实，齿落更生，行如奔马，岂欺我哉！

叶　苦，微温，无毒。牡蛎、桂为使，畏菊花、羊蹄、诸石，伏砒、硝。

主治：**吐衄，痢血，崩中赤白**；去湿痹，耐寒暑；治冷风历节疼痛，**止尿血，敷汤火**，疗蛊痢，杀五脏虫，消热毒。

按：柏叶属阴与金，善守。故采其叶，随月建方，取其多得月令之气，此补阴之要药。其性燥，久得之益脾而滋肺。时珍以坚凝之质，乃多寿之木也，道家所以常服。予尝以之治诸血症如神，诸肿毒

---

① 温：《神农本草经》作"平"。
② 仙传：即《列仙传》，是我国最早且较有系统的叙述神仙事迹的古代文献。

捣汁涂之甚效。柏脂同松脂研，涂身面疣目。根白皮治火灼烂疮，长毛发。

松脂 即松香

甘①，温，无毒。

主治：痈毒，头疡，白秃，疥瘙；除热轻身，风痹死肌。赤者主恶痹，煎膏贴疮妙；润心肺，治耳聋，强筋骨，治崩带。

按：松叶、松子，服饵所须。松节、松心，耐久不老。松脂则又其精华也。流脂日久变为琥珀，其辟谷延龄，治癫之仙药也。

服治辟谷法：用松脂十斤，以桑薪灰汁一石，煮五七沸，漉出冷水中，旋复煮之，凡十遍乃白。细研为散，每服二钱，粥饮调下，日三服。服至十两以上不饥，服年余夜视目明，久服延年益寿。

松节 治骨节中风、湿痹疼痛如神，所以史国公浸酒方②用之。

松花 可酿酒，润心肺，益气除风。

酸枣仁

酸，温③，无毒。恶防己。

主治：烦心不得眠，虚汗烦渴；补中，益肝，坚筋骨，助阴气；四肢酸痛，湿痹，安五脏。疗骨风，炒仁研汤服。寒热结气④。

---

① 甘：《神农本草经》作"苦"；《证类本草》作"苦甘"。

② 史国公浸酒方：又名"史国公药酒"，主治中风瘫痪、风寒湿痹等症。方见明·吴旻《扶寿精方》。但原方用松节，而非松脂。

③ 温：《神农本草经》等均作"平"。

④ 寒热结气：《神农本草经》："（酸枣）主心腹寒热邪结气聚。"

按：酸枣味酸性收，主肝病，寒热结气，酸痹，久泄，□①下满痛之症。味甘，性润，熟用则疗胆虚不眠，烦渴虚汗之症；生用则治胆热好眠之症。今人以为补心药，乃虚则补母之说也，非直心经补心药也，须详之。

晚蚕沙

甘，辛，温，无毒。伏硇砂、焰硝、粉霜。

主治：风痹瘾疹。浸酒去风，治**骨节瘫缓，不随皮肤，顽痹**；腹冷，冷血瘀血，腰脚冷痛，炒热熨之；治消渴，癥结，妇人血崩，头风，风赤眼，**去风除湿**。

按：蚕沙酒拌，甑②蒸于暖室中，铺油单上，令瘫风人卧上，厚覆取汗，若虚人露头面，不愈再作。其性燥，燥可胜风去湿。治烂弦风眼，以麻油浸二三宿，研细，涂患处即愈。又同桑柴灰淋汁，煮鳖肉作丸，治腹癥结，见鳖条。

鳖　甲

咸，温③，无毒。恶矾石、理石。

主治：心腹癥瘕，阴蚀痔核，**温疟**血瘕胁下坚，劳瘦骨蒸热，漏带；去瘀血，堕胎消肿，补阴益气，**除疟母**，劳④复食复，斑痘，烦喘；通经，难产，产后阴脱；男子阴疮石淋；敛溃痈。

按：鳖甲为肝家血分之药，故主疟劳寒热、疝瘕、惊痫、经水、痈肿、阴疮之症，皆厥阴血分病也，老疟劳疟用之尤妙。

---

① □：此字坏难辨，似应作"脐"。《神农本草经疏·卷十二》："（酸枣仁）主心腹寒热……脐上下痛。"

② 甑（zèng 赠）：古代蒸饭的一种瓦器。

③ 温：《神农本草经》等均作"平"。

④ 劳：此字坏难辨，据《本草纲目》补。

肉虽补阴益中，除湿去热，止痢，治虚劳、痃癖、脚气，久食性冷。

血 余①

苦，微温，无毒。

主治：咳嗽，五淋，大小便不通，小儿惊痫，止血。鼻衄，灰吹立已；烧灰疗转胞，小便不通，赤白痢，哽噎，狐尿刺，尸疰，疔疽。消瘀血，补阴甚捷；去心窍血，能令黑发而长。

寒 补

甘 菊

苦，微寒，无毒。

主治：头目风热，内障肿痛，一切游风，明目养血，肝气不足。

按：菊味兼甘苦，性禀平和，备四时之佳气，得金水②之精英，所以能益金水而清肝火也。补水则火自消，益金则木自制，风息火降则热自除，用治诸风头目，清肝，其旨微哉。但黄者入金水阴分，白者入金水阳分，红者行妇人血分，皆可入药，神而明之，存乎其人。然以甘者为品之上，性无偏枯，入酒泡俱为嘉美。野菊惟利消痈疔，味苦不堪别用。

槐 实

苦，寒，无毒。景天为使。取两子三子者，槌破，牛乳浸，蒸用。

主治：明目益气，黑发延年。治五痔疮瘘，大热难产，杀

---

① 血余：即乱发。
② 水：原脱，据《本草纲目》补。

虫去风，头脑心胸间热风烦闷；治男女阴疮湿痒，**凉大肠，润肝燥。**

按：槐实纯阴，肝经气分药也，为虚星①之精。十月上巳日采子，服之去百病，长生通神。有痔病、肠风毒下血者，尤宜服之。

花　治五痔，心痛，杀腹虫，皮肤风热，肠风泻血，赤白痢，并炒研服。更治吐衄血、崩漏。

秦　皮

苦，微寒，无毒。恶吴茱萸，大戟为使。

主治：风寒湿痹，除身热，目臀，少精，带下，热痢下重，下焦虚。

按：秦皮性涩而补，能治男子少精，带痢等症。专入肝胆，为明目之要药也。其用有四：风寒湿邪成痹；青白幻臀遮睛；女子崩中带下；小儿风热惊痫。

密蒙花

甘，寒，无毒。酒浸，蜜拌，蒸熟用。

主治：**青盲赤肿，肤臀多泪**，消目赤脉；小儿疳气攻眼，羞明怕日。入肝经气血分，润肝燥。

空　青

甘，寒，无毒。

主治：**一切目疾眼䀮②，黑臀覆瞳**，及中风口㖞摇掉。

按：空青为目臀障神药，以其色青而主肝，为东方甲乙。其气清为肝血，其精英为神。胆汁充则目明，汁减则目昏。

---

① 虚星：亦称"虚宿"，为二十八宿之一，居北方第四宿。
② 䀮（huāng 荒）：《素问·脏气法时论》写作"肮"。目不明。

铜亦青阳之气所生，其气之清①为绿，犹肝血也；其精英为空青之浆，犹胆汁也。其为治目圣②药，亦以甚③类相感耳。

曾 青

酸，微寒，无毒。畏菟丝子，酒醋浸，煮用。

主治：**目痛泪出**；风痹，利关节，通九窍，破癥坚积聚；养肝胆，除寒热，疗头风脑寒，止渴助阴。

曾青与空青功稍相似，古方辟邪用之，积聚留饮方用之。

温 泻

蓬莪术

苦，辛，温，无毒。酒醋炒。

主治：心腹痛，妇人血气结积，丈夫奔豚；消食，通经，去瘀血，破气中之血。

按：蓬莪术三术④，性甚猛峻，虚人禁之。但能消积聚诸气，为要药耳，都用以理气，不用以补气也。

京三棱

苦，平，微温，无毒。煮熟焙干，或醋浸炒用。

主治：癥瘕，积聚，血块，堕胎，气胀，心腹痛，通肝积血，消肿坚硬。

按：三棱为肝家血分药也，其破积除坚，乃其长技，而虚元夺

---

① 清：原作"青"，据《本草纲目·第十卷·空青》改。

② 圣：《本草纲目·第十卷·空青》作"神"。

③ 甚：《本草纲目·第十卷·空青》无，疑衍。或作"其"亦通。

④ 蓬莪术三术：似指蓬莪术有三种。《证类本草》蓬莪术条引陈藏器云："一名蓬莪，黑色；二名蒁，黄色；三名波杀，味甘，有大毒。"

神，亦其故性也。苟可无用，便以香附代之。

假苏即荆芥

辛，温，无毒。反驴肉、无鳞鱼、河豚、蟹、茶等物。

主治：瘰疬，湿疸，结聚，疔肿；治恶风，口面㖞斜，顽痹；辟邪毒，通血脉，助脾胃，脚气，筋骨烦疼；产后中风，身强直，研末酒服；散风热，清头目，利咽喉；吐衄，下血崩中，痔漏，项强；**茎稳**①**治危痢**。

按：荆芥能搜肝风，长于祛风邪，散瘀血，破结气，消疮毒。盖厥阴风木也，主血而相火寄之，故风病、血病、疮病为要药。予尝以稳治血痢并产后痢，功效异常，所以有再生丹、神圣功、一捻金、举轻古拜散之隆誉也。惟服芥者，凡所忌宜遵而毋忽。今人遇风症，辄用荆、防，不知风在皮里膜外者，荆芥主之，非若防风之入人骨肉也。

桃 仁

苦，甘，温②，无毒。香附为使。

主治：癥瘕，邪气，杀虫，心下坚硬，**通月水，治血结，血秘，血燥**，通大便，**去蓄血，产后诸血症**，肝疟寒热。

东垣曰：苦以泄滞血，甘以生新血。故破凝血者用桃仁，其功有四：治热入血室；腹中滞血；皮肤血热燥痒；行皮肤凝聚之血。大抵破血之物，血聚则肝燥，肝苦急，急食甘以缓之，缓肝散血，功莫大焉。伤寒蓄血，发热如狂，小腹满痛，小便自利者，用抵挡汤。又有当汗失汗，吐血，血结烦躁谵语者，

---

① 稳：谷物之秕稃（bìfū 比夫），即包裹种子的衣壳或不饱满的种子。此指荆芥穗。

② 温：《神农本草经》等均作"平"。

亦以主之。

白僵蚕

咸，辛，微温①，无毒。恶桑螵蛸、桔梗、茯苓、茯神、萆薢。

主治：男子阴痒痛，女子崩带，痰疟，口噤发汗，中风失音，一切风痉；姜汁调灌，**治中风，喉痹欲绝**；散风痰，拔疔肿，结核瘰疬，皮肤风疮，疳蚀风痔。

按：僵蚕去病风者也，治风化痰，散结行经，因气相感而使之也，故治相火，散浊病，解结滞之痰，去皮肤诸风症，喉痹喉痛，下咽立愈，其功甚奇。今吾苏施喉咙家吹喉药中用之，故效。

全　蝎

甘，辛，有毒。去头尾，炙用。

主治：诸风，中风口眼㖞斜，语涩，手足抽掣；小儿惊痫风搐，大人痃疟，**耳聋**，疝气，**诸风疮**，及女子带下阴脱。

经曰：诸风掉眩，搐掣，疟疾寒热，耳聋，疝气，带下，皆属风木。蝎为**肝经风家要药**，故宜之。治耳聋，用蝎四十九枚，去头尾，姜四十九片，菖蒲二钱，名曰神听散，炙脆为末，陈酒临卧送下，酒半醉而卧，屡试屡验，传以济世云。

鼠　妇

酸，温，无毒。畏皂荚、菖蒲。

主治：**久疟**寒热，风虫牙痛，口疮，痘疮；解蜘蛛毒，蜒蚰入耳。

---

① 微温：《证类本草》等均作"平"。

仲景治久疟大鳖甲丸①用之，以治寒热。古方治惊疟血病用之。

蜈蚣

辛，□②，有毒。畏蛞蝓、蜘蛛、桑白皮、盐。

主治：鬼疰蛊毒，啖诸蛇虫鱼毒，杀鬼精，温疟，去三③虫；疗心腹寒热，积聚，**去恶血**癥癖，小儿惊痫口噤，**诸毒疮**、蛇瘕、瘴、伤等。

夫行疾者惟风与蛇，蜈蚣能制蛇，亦能截风，故风气暴烈及蛇瘕、蛇瘴、蛇伤等毒，非蜈蚣不治。服之过毒，以蚯蚓、桑皮解之。

五灵脂

甘，温，无毒。乃寒号虫粪。恶人参。研末，酒飞，去砂用。

主治：**心腹冷痛，冷积血闭，通脉**，五痔，辟疫，止经过多，**赤带，胎前产后血气痛**，男女一切心腹胁肋少腹诸痛，疝痛，血痢，肠风，肝疟，反胃，**痰血成窠**，血贯神瞳，血凝齿痛，惊痫癫疾；杀虫，解药毒、蛇蝎蜈蚣伤毒。

按：诸痛皆属于木，诸虫皆生于肝，故灵脂能治肝家血症。散血和血，止痛，治惊痫疟痢，扫积痰，疗疳杀虫，血痹、血眼及心腹、胁肋、胎产、疝气诸痛，止崩，暴肝风之症。凡属肝家血症诸痛，投之即效。予日得其益，今专以产家用之，而杂症少用，特推广之，以

---

① 大鳖甲丸："甲"字原脱，据《本草图经》补。《金匮要略》鳖甲煎丸方中有鼠妇，当此。

② □：此字坏脱。《本草经集注》作"温"。

③ 三：原字坏脱，据《本草经集注》补。

济人危急云。蛇蝎咬毒，酒调二钱下，即效。血□①目赤痛，用之亦妙。

寒　泻

龙胆草

苦，涩，大寒，无毒。兼入胆经。贯众、小豆为使，恶地黄、防风、葵子。

主治：惊痫，邪气，杀蛊毒，去肠中小虫；益肝胆热黄，痈肿，口干，痔气，疥疮，目黄及赤肿瘀肉；**退肝经邪热，下焦湿热，泻膀胱火**。

按：龙胆大寒，如司冬令，宜暂不宜久。止能泻相火，相火寄于肝胆故也，非能益肝胆也。久服损胃，反助火邪，即反从火化之意也。如空腹饵之，令人溺之不禁。

白芍药

酸，苦，微寒，有小毒。雷丸为使，恶石斛②、芒硝，畏硝石、鳖甲、小蓟，反藜芦。酒炒用。

主治：邪风**腹痛**，除血痹，破坚积，通脉缓中，散恶血，利膀胱，治壅气血闭，胎产诸疾；肠风泻血。洁古曰：**泻肝，安脾肺**，收胃气，止泻痢，固腠理，收阴气，敛逆气，治中满胁痛，阳维寒热，带苦腹痛。赤者③下气破血，利水除热。

按：芍药为肝经本药，又能入脾补中，此平肝木以培血海，损其肝者缓其中故也。其用凡六：安脾经；治腹痛；收胃气；止泻痢；和

---

① □：此字坏，似应作"热"。
② 斛：原作"解"，据《本草经集注》改。
③ 赤者：指赤芍药。

血脉；固腠理。然性味酸寒，必以酒炒，惟后重者不炒。产后者勿用，以其伐生气也。时珍曰：白芍益脾，能于土中泻木；赤芍散邪，能行血中之滞。大抵酸涩主于收敛，酸寒善于栽生，所以入手足太阴经，为收敛之剂。治血海而入于九地之下，后至厥阴经，议补虚者审之，惟痢疾者在所必用。

蓄 茼

苦，微寒，无毒。入肝经血分。荆实、薏苡为使。

主治：五脏瘀血，**跌打损伤，闪挫，腰胁骨节烦痛**，湿痹寒热，及妇人产后血气痛。

按：蓄茼方中少用，惟孙思邈千金方载之，专治打扑闪损、瘀血滞痛之病，其效如神。不论久伤暂伤，炒末糖拌，临卧酒下。

草决明①

苦，微寒，无毒。

主治：唇口青，益脑髓，镇肝明目，去风寒湿痹，**治肝脏热毒，眼科诸症**。

茎叶名青葙　杀疮疥三虫，肤痒诸疮，止金疮。

按：《本草》②云草决明治唇口青，独不言治肝明目。时珍曰：唇口青者，足厥阴经症也，药惟言其明目，功可知矣。

又有马蹄决明、石决明二种，功治皆同。马蹄者，善治蛇毒。

木 贼

甘，微苦，无毒。

主治：目疾，退翳，消积，益肝胆，疗肠风，**止痢**，解肌，止泪，去血，去风湿疝痛，大肠脱肛，**伐肝平火**。

---

① 草决明：即《本草纲目》青葙子。
② 本草：指《神农本草经》。

东垣曰：木贼去节烘过，发汗，最易升散火郁风湿。治目、痢、诸血症，以其平肝故也。肝平脾不受克，肺亦宣畅，故痢疾用之甚效。

蚤休即金线重楼，又名紫河车，一茎直上，叶二三层，七叶一枝花者是

苦，微寒，有毒。伏雄黄、丹①、蓬砂及盐。

主治：惊痫，摇头弄舌，腹热，**痈疮**；下虫，去蛇毒，治胎风、手足搐、瘰疬、诸风疟症。

《内经》曰：诸风掉眩，皆属于肝，故能治本经惊痫疟疾，摇头弄舌，手足搐拘等症。醋磨，敷痈肿蛇毒，甚效。

芦 荟

苦，寒，无毒。

主治：热风烦闷，胸膈热，镇心；疗五疳，杀三虫，吹鼻杀脑疳。研末敷䘌齿甚妙；治湿癣出黄汁，并疗痔疮。

按：芦荟功专杀虫清热，故治疳疥独神。

自然铜

辛，凉，无毒。火煅醋淬七次，研细，水飞用。

主治：折伤，散血止痛，破积聚，消瘀血，续筋骨，治产后血邪，安心止惊。以酒摩服。

肝主周身筋骨，自然铜同当归、没药各半钱，酒服神效。但东垣曰②：铜不煅不可用，新出火者功虽□③，然体燥烈，甚

---

① 丹：《本草纲目》此下有"砂"字，为是。

② 东垣曰：以下引文东垣书未见。《丹溪心法·卷四》"接骨散"下论云："世以自然铜为接骨药……而铜非煅不可服。若新出火者，其火毒金毒相扇，挟香挟药毒，虽有接伤之功，而燥散之祸，甚于刀剑，戒之！"可参。

③ □：此字坏难辨，待考。

于刀剑，戒之。熟铜而出火久者方妙。

雄 黄

苦，平，寒，有毒。南星、地黄、五加皮、黄芩、白芷、苦参皆制雄黄。水飞九度，蒸七次，研末用。光明少石者佳。

主治：**恶疮，金疮**，杀精鬼，诸蛇虫毒；绝筋破骨，百节中大风，积聚；搜肝气，泻肝风，消涎积；治邪疟寒热，泄痢，酒癖，惊痫，头风眩晕；化腹中瘀血，杀劳疳等虫。

按：雄黄入肝经气分，故肝气惊风、痰眩等症俱有殊功。然治疮杀虫之要药，而腹中有虫毒，非此不攻。佩以入山林，虎狼蛇虺①皆畏之。同丹砂治金疮，尤效异常。服之依制法为末，用甘草汤下，治一切湿疮痢虫症。

雌黄主治相同，但雄为阳气，而雌禀阴柔，终不如雄者为佳。

代赭石

苦，寒，无毒。畏天雄、附子，干姜为使。为肝血分引用。

主治：鬼疰，蛊毒，杀精祛鬼，腹中毒邪；女子赤沃，漏带，难产，堕胎；除血热，起阴痿；吐血，鼻衄，月经不止，肠风，惊痫疳症。

代赭色本象心而入肝分，肝藏血，血不藏于肝，则为肠风、崩带、吐衄等病。治惊祛邪，又为肝胆之症，故代赭专攻肝胆血分也。中病即止，多服伤肝。

胆 矾

酸，辛，寒，有毒。水英为使，畏牡桂、芫花、辛夷。色

① 虺（huǐ毁）：毒蛇，毒虫。

如琉璃、似鸭嘴者佳。

主治：明目，诸痫，阴蚀痛，石淋，崩中下血，诸邪毒气；治虫牙，鼻息肉，散积，咳逆，及鼠瘘恶疮。入吐风痰药最快。

胆矾气寒，味酸而辛，入少阳胆经。其性收敛，上行能涌风热痰涎，发散风木相火，治咽喉口齿疮毒有奇功也。治喉痹，用醋调灌下，大吐胶痰数升即瘥。蛊胀水肿，同君臣药服之，盖酸入肝胆制脾鬼故也。消肿用之更神。

水 蛭

咸，苦，微寒，有毒。畏石灰、食盐。

主治：**逐恶血，瘀血月闭，破血癥积聚**，无子，利水道，堕胎，唼①赤白游疹，痈毒，**折伤坠扑，蓄血有功**。

成无己曰：咸走血，苦胜血。水蛭咸苦，故除蓄血，乃肝经血分药，能通肝家聚血。

按：蛭为食血之虫，楚王有积血病，服而愈。

蛴 螬

咸，微寒，有毒。蜚蠊为使，恶附子。

主治：**恶血瘀血，破折血**，月闭；去目翳膜，胁下坚满痛，吐血结②，金疮；同猪蹄下乳汁；涂赤白游疹点，喉痹唇紧，口疮，**破伤风疮**，竹木入肉，芒物眯③目。

昔吴中书郎盛冲母失明，婢以蛴螬蒸熟与食。冲知，抱母

---

① 唼（zā 匝）：吸。此指以生水蛭置疮疡表面，使吸去毒气瘀血。

② 吐血结：此处似有脱文。《名医别录·卷第二·蛴螬》曰："主治吐血在胸腹不去，及破骨踒折血结。"可参。

③ 眯（mí 迷）：尘土或细小杂物入目，不能睁眼。

而哭，母目反明。《药性》① 云："汁滴目中，能去障翳。"相符矣。张太尹治破伤风用之，将驼脊背捏住，持口中吐水，即取沫疮，身麻汗出而愈；跌破成风亦依此治。皆止吐散血、破结止痛之说也。涂小儿脐疮更良。

苍耳蠹虫　状如小蚕。烧存性，研末油调，涂疔拔毒。或用麻油收贮，用一二枚捣敷。

茶笼蛀虫屑　研末，掺聤耳出汁，甚妙。

地 鳖

咸，寒，无毒。畏皂荚、菖蒲。

主治：**血积，癥瘕，破坚，下血闭**，通月水，行产后瘀血积，折伤瘀血；治重舌木舌，口疮，小儿腹痛夜啼。

地鳖名䗪虫，能破坚下血，消积除癥，故不敢废。蜚虻功相似。

青鱼胆

苦，寒，无毒。

主治：点暗目，目②赤肿痛，涂热疮，吐③喉痹痰涎及鱼骨鲠。

青为东方色，通肝胆，开窍于目，故用胆以治目疾。其治喉痹、骨鲠，取其漏泄酸苦之义也。

真 珠

咸，甘，寒，无毒。研细粉用，不细伤脏腑。

---

① 药性：《本草纲目》作"药性论"。
② 目：原脱。《本草纲目》："（青鱼胆）点暗目，涂热疮；消目赤肿痛，吐喉痹痰涎及鱼骨鲠。"据补。
③ 吐：原无，据《本草纲目》补。

主治：**镇心，安魂定魄**，明目，治聋，去翳障，除面皯①。同知母疗烦热消渴，合左缠根②治痘疮入眼；止遗浊，主难产，下死胎胞衣；入外科药，**能敛疮长肌**。

石决明

咸，微寒，无毒。

主治：目障青盲要药，去肝肺风热。

象　牙

甘，寒，无毒。

主治：风痫惊悸，一切邪精，热病骨蒸，**诸疮**。生屑入药妙。凡铁、杂物入肉，屑敷之立出。

其胆明目去翳；其皮敛疮长肌；其胸前横骨烧灰酒服，令人能浮；其牙亦善敛疮，故八宝丹用之。

羚羊角

咸，寒，无毒。

主治：明目辟鬼，惊梦狂越，时疫肌热，热毒痢血，疝气肿毒，产后血冲惊痫。定风安魂，散血，平**肝**舒**筋**。

夫一发③窍于目，而目④障翳，羚角平之。肝风主于筋，凡惊痫、中风、搐搦，筋脉挛急，历节掣痛，而羚角舒之；肝藏魂，凡惊骇、狂越、魇魅、卒死，羚角能安之；肝藏血，凡瘀

---

① 皯（gǎn 敢）：皮肤黧黑枯槁。

② 左缠根：本草名，未知何物。李珣《海药本草·真珠》云："以左缠根治儿子麸豆疮入眼。"

③ 夫一发：文义不属，此处有误。《本草纲目·第五十一卷·羚羊》："肝主木，开窍于目；其发病也，目暗障翳，而羚羊角能平之。"可参。

④ 目：此下《本草纲目》有"暗"字，义长。

滞下注，毒痢，疮肿，瘰疬①，产后血气，羚角能散之；相火寄于肝胆，病则烦郁气逆，噎塞不通，寒热及伤寒伏热，羚角能降之。又能辟邪解毒，烧烟则辟蛇虺，其妙无穷，惜今未尽其用也。但性太寒，宜于中病即止，不可过服。

鼠 粪

甘，微寒，无毒。

主治：小儿疳积大腹，葱豉同煎服；治②伤寒劳复发热，男子阴易腹痛，通经，下死胎，研末服；治吹奶③乳痈；解马肝毒，涂鼠瘘疮，烧末敷。专治厥阴血分之症。

性 平

血 竭

甘，咸，平，无毒。得密陀僧良。先研粉，入丸散用。如同众药捣，则化为尘飞去。嚼不烂如蜡，烧有赤汁，久不变色者真。

主治：心腹卒痛，金疮止痛生肉；去五脏邪气，破积血，伤折、打损一切疼痛，肉伤血聚，补虚，并宜酒服。妇人血气，小儿瘛疭。

按：麒麟竭，木之脂液，如人之膏血也。其味甘咸，走血。肝藏血，故入肝，兼理心包血症。河间云：能消结血，除血痛，为和血之圣药。而乳香、没药虽主血病，而兼入气分，此则专走血分药也，用

---

① 瘰疬：瘰，当作"瘰"。疬，原作"疟"，文义不合，据《本草纲目》改。

② 治：《本草纲目》此上有"煮服"二字。

③ 治吹奶：原作"吹治"，文义不合，据《本草纲目》改补。

者明之。

金、银

辛，平，有毒。生者有毒，熟者无毒。

主治：安五脏，定心神，止惊悸，除邪镇心；小儿痫疾，狂走风热。

按：金本属肺，而何以入肝部？金能制木，凡肝胆虚邪之症，非以之镇治则不灵，故惊悸以之煎汤下药，不惟肝平，而心亦镇矣。心者肝之子也，母平而子安，理固然也。

密陀僧

咸，辛，平，小毒。制狼毒。

主治：久痢，五痔，金疮；镇心，惊痫；呕逆吐痰，止血；除虫积肿毒。

密陀感铅银之气，性沉坠，下走下焦，故能降痰止吐，消积定惊，治疟痢疮肿。惊至失音不言，用密陀一匕，茶调服愈。以之敷蛇咬妙。性专平肝，并能镇心，功与铅丹相似，故膏中借用。

铁

辛，平，有毒。畏磁石、火炭，能制石亭脂。凡草木药皆忌铁器，而补肾药尤忌之。

主治：熟则坚肌耐痛，**下食积结胸有奇功**；生则辛寒微毒，治下部**脱肛**，**镇心安脏**，**散瘀血**，**消丹毒**，治黄疸，浸酒有功。

按：铁为诸药犯忌。余尝以之治伤寒结胸及食积停坚，凡元气虚而欲下者，每以之代大黄，不伤神而功效甚速，世所未知。又尝以之治黄疸，用生熟铁各一斤，糯米斗半做白酒，下铁煨熟，服完病愈。《素问》治阳气盛病狂怒者，用生铁落，取其伐肝之义、木平火降之说也。多服则伤肝。

铁 锈

能坠热，开结，消疮肿、口舌疮有神效。

礞 石

甘，咸，平，无毒。

主治：**食积留滞，癥块，痰积惊痫，喘急**等症。

夫肝经风木太过，来制脾土，气不运化，积滞生痰，壅塞上中二焦，变生风热诸病，故宜此药重坠。制以硝石，其性疏快，使木平气下，而痰积痰利诸症自平。实治惊利痰之圣药，故滚痰丸用之。元气虚者勿用。

樗鸡即红娘子

苦，平，有小毒。不可近目。

主治：心腹邪气，阴痿，益精强志，补中；腰痛，下气；通血闭，行瘀血；治瘰疬，**散目翳**，辟邪，**疗猘犬**①**伤**。

按：古方辟瘟杀鬼丸用之，能行血活血，治目翳。拨云膏中与蚖青、斑蝥同用，亦是活血散结之义也。

芫青、斑蝥、亭长、地胆，俱通水道，去猘犬毒，总出使毒从小便出也。毒出时痛不可当，须以滑石、木通、灯心等导之可耳。

凡中蛊毒，用斑蝥四枚，去翅足，炙熟，端午取桃皮阴干，大戟去骨，各为末，如斑蝥一分，二味各二分，合和枣核大，米清服之，虫自吐出。一服不瘥，十日再服，神方也。

有一等癌疮，男发于腹，女发于乳，颗颗累垂，令人昏迷，急用地胆为君，佐以白牵牛、滑石、木通，利小便以去毒，更服童便洗涤余邪，可得安也。

---

① 猘（zhì 制）犬：狂犬，疯狗。

卷之二

心　部

温　补

红　花

辛，温，无毒。

主治：产后血晕，恶血绞痛，胎死，蛊毒。活血润燥，止痛散肿。

按：红花色红，又血分中药。血生于心，藏于肝，属于冲任，虽心经药而血分皆通焉，故能通血脉，行经水。多用则破血，少用则养血。安神，可主不眠，功捷于别味补心药也，故首录之。

乳　香

辛，温，微毒。明润者曰滴乳，为佳。

主治：**消毒肿，定诸经之痛，护心，活血**，伸筋，妇人产难，折伤，长肌，补肾，**疗心腹痛**。

乳香入心经，活血定痛，故为痈肿、心腹痛及产科多用之。今人多用于外症，以其护心托毒，而不知心气痛及将产、已产前后为紧要之药，取其润泽活血止痛，更不伤神也，何可少废！有痛症者无痛，内外急需之。

紫石英

甘，温，微毒。入手少阴、足厥阴血分。长石为使，畏附子，恶黄连，得茯苓、人参疗心中结气，得天雄、菖蒲治霍乱。

主治：心腹咳逆，去邪气，补不足；女子风寒入子宫绝孕；

定惊悸，安魂魄；填下焦，止消渴，除胃寒，散痈肿。

按：紫石英上能镇心，重以去怯也；下能益肝，湿以去枯也。心生血，肝藏血，其性暖而补，故心神不安、肝血不足，及女子血海虚寒、不孕者宜之。

寒 补

丹 参

苦，微寒，无毒。畏咸水，反藜芦。

主治：养神定志，通利关脉，治冷热劳，骨节疼痛；**破宿血，生新血**；安生胎，落死胎；止血崩带下，**调经活血，通心包络**；治疝痛、腰痛，强脚痹如神。

按：丹参其色合心，故入手①、足厥阴经，心与包络血分药也。不论产前后，一味丹参散，可与四物同功。其破宿生新，安生落死，其功□②效。以之治风软脚，可逐奔马，故其别名曰奔马草。

丹 砂

甘，微寒，无毒。恶磁石，畏盐水，忌一切血。

主治：**安魂魄，除邪鬼**，益气通神，明目，通血脉，益精神，**镇心，尸疰**；润心肺，治疮痂、惊痫，解胎毒、痘毒，治邪疟，能发汗。

按：丹砂外秉离火而内含真汞，色虽赤而反寒，离中有坎水也；味不苦而反甘，火中有土也。是以同远志、龙骨则养心气，同当归、丹参则养心血，同枸杞、地黄则养肾水，同厚朴、川椒则养脾土，同

---

① 手：此下《本草纲目》有"少阴"二字，义长。

② □：此字脱，待考。

人参、茯苓则治本身作两人形症①，同南星、川乌则祛风明目；安胎解毒而发汗，随佐使而见功，无所往而不可。

用绯绢作小囊，盛丹砂置髻中，则夜无恶梦，神魂安逸。久服可以成仙，神品也。

寒　泻

黄　连

苦，寒，无毒。治少阴心火本药。黄芩、龙骨、连翘、理石为使，恶菊花、玄参、芫花②、僵蚕，畏款冬花、牛膝，解巴豆、乌头毒，忌猪肉③、冷水。生用治心经火，猪胆汁炒治肝胆实火，醋炒治肝胆虚火。上焦酒炒，中焦姜汁炒，下焦盐水炒。治气分湿热之火则以茱萸汤炒，治血分块中伏火则以干漆水炒，去食积则用黄土炒。若非因病制用，则投之不灵。黄肥坚实者佳。

主治：热气目痛眦伤，肠澼④心腹痛，下痢，阴中痛，消渴，口疮，除水，厚肠胃，诸疮疳气杀虫，郁热在中，呕吐痞满，泻心火风湿，安蛔，润大便结，通小便秘，去心窍恶血。

按：黄连为苦燥之剂，苦能胜热，燥能制湿，所以为目疾危痢之要药，故羊肝丸用之。而洗眼以连、归、芍药等分，用雪水⑤甜水煎汤热洗。治痢用秀连水火散，用干姜、黄连；左金丸，同吴茱萸；姜连散，同生姜；口疮方，同细辛；治下血，同大蒜，皆一冷一热，寒

---

① 本身作两人形症：幻见自己有两个身体。
② 芫花：《名医别录》《本草纲目》此下有"白鲜皮"。
③ 肉：原脱，据《名医别录》《本草纲目》补。
④ 澼：原作"癖"，据《本草纲目》改。
⑤ 雪水：《本草图经》此下有"或"字，义长。

因热用，热因寒用，阴阳相济而成功者也。丹溪佐以龙胆草泻肝胆火，佐以人参救噤口痢，佐以茯苓治中焦湿热。韩懋以心肾不交，佐以官桂少许，则交于顷刻。则知无温补之剂，而黄连不能独用也。然而燥寒之药，中病即止，岂可久服以伐冲和之气乎？秦观①与乔希圣书云：久服黄连，反从热火化，心火偏胜，是以火救火，其可乎？王荆端久服火炽，内障丧明。皆彰彰矣！岐伯曰：五味入胃，各归所喜攻。久而增气，物化之常也；气增而久，夭之由也。观此，宁特丧明乎？王冰注云：酸入肝为温，苦入心为热，辛入肺为清，咸入肾为寒，甘入脾为至阴而四气兼之，皆增其味，而益其气，各从本脏之气为用。所以久服黄连、苦参反热，从火化也；余味皆然。久则脏气偏胜，即有偏绝，而暴亡之祸酿于莫知。味可偏有所好乎？是以不食五味、不食烟火者长年而成仙者，有以夫。

胡黄连

苦，寒，无毒。心黑外黄，与川连异。解巴豆，忌猪肉。

主治：补肝胆，明目，厚肠胃，去骨蒸，热乳汁点目甚良，去果子积，治久痢成疳，妇人胎蒸，小儿惊痫寒热等症。功不及川连，多服令人漏精。

郁　金

辛，苦，寒，无毒。入心及包络，马药用之，又名马蒁②，古人用之以治郁遏不升者，色又黄，故名郁金。

主治：**去心家积血**，阳毒入胃，下血频痛，**血气心腹痛**；**产后败血冲心**，**失心癫狂**，蛊毒，女子宿血及心气痛。

---

① 秦观：字太虚，又字少游。北宋高邮人，官至太学博士、国史馆编修。下文"与乔希圣书"，见其所著《淮海集·送乔希圣》。

② 蒁（shù树）：唐宋本草学家称姜科植物莪术、郁金、姜黄等的肥厚根茎为"蒁"。

按：郁金属火与土，有水，其性轻扬上行。吐衄、唾血及经脉逆行，并宜郁金末加韭汁、姜汁，同童便服下，其血自清。痰中带血，加竹沥。鼻血上行，同韭汁加四物汤用。凡惊忧痰血，络聚心窍，金①能入心，去恶血，化顽痰。更有痰入心窍而癫狂者，非此不效。牛黄引邪入心，郁金去心痰，血痰中心者，宁用金而不用黄。一方用郁金七两、明矾三两为末，糊丸，白汤下。

玳瑁

甘，寒，无毒。

主治：解热除毒，散结消痈，镇惊，行气血，解百药毒，痘毒，伤寒热结，狂言。

玳瑁色赤象心，而性反寒凉，解毒清热之功同于犀角。近用犀角而不用玳瑁，何哉？

性　平

没　药

苦，平，无毒。

主治：**破血止痛，金杖诸恶疮，痔漏**，破癥瘕**宿血，损伤瘀血，消肿毒**；心胆受虚，肝血不足，堕胎及产后心腹血气痛，生肌。

　　没药大概通滞血。血滞则气壅，气壅则经络满急，经络满急故痛且肿。凡打扑等伤，气血瘀滞作肿痛者，并宜没药，研烂酒服。推陈致新，除恶血，生好血。夫乳香生血，没药散血，皆能止痛消肿生肌，故二药每兼用有功。

---

① 金：指郁金。

牛　黄

苦，平，有小毒。人参为使，得牡丹、菖蒲利耳目，恶龙胆、地黄、常山，畏牛膝。

主治：**惊痫狂痉**①，除邪逐鬼，大人癫狂，小儿**诸痫，急慢惊风，中风失音，口噤**，天行时疾，**中恶**；益肝胆，定精神，除热止惊痫，**清心化痰**，凉惊；**痘疮紫色，发狂谵语**。

东垣曰：牛黄入肝治筋病。凡中风入脏，必用牛、雄、脑、麝，入骨透肌，以引风出。若风中腑及血脉者用之，恐引风邪入髓，如油入面，莫之能出也。牛黄专治心及胆之症，如病非心肝而遽②用之，反引邪入心而莫救矣。用之者，何以痰症而概用哉？

赤石脂

甘，平，无毒。恶大黄、松脂，畏芫花。

主治：养心气，明目益精，**疗腹痛下痢**，痈，痔，女子崩漏，难产，下胞衣。

石脂色赤，宜心象也。腹痛诸症，皆火为之殃；崩漏诸症，皆血为之祸。心主血属火，得石脂以疗之，血火症对病药也。

---

① 痉（zhì 志）：痉挛，或以痉挛抽搐为主症的病证。
② 遽（jù 巨）：急忙，仓促。

卷之三

脾 部

温 补

白 术

甘，温，无毒。防风、地榆为使，忌桃、李、雀肉、青菜。土炒用。

主治：除湿，益气，和中，补阳，消痰逐水，生津，止泻痢，消湿肿，止呕吐，理胃气。得枳实消痞满，气分佐黄芩。安胎清热。

元素曰：白术之能用有九：一能温中，二能驱脾湿，三能除胃热，四能强脾健胃以进饮食，五可和胃生津，六能止肌热，七能解困倦嗜卧，八可止渴，九可安胎。汪机曰：脾家湿盛，气不得化，而津无由生焉，用白术以除湿，气得周流而津液生矣。然必脾湿脾虚者宜之，倘类脾虚胀满而实非脾虚，服之益增胀满，用术者审之。

苍① 术

苦，辛，温，无毒。米泔浸一宿，切用。

主治：解痰火湿食气血六郁，宽中发汗，除湿健胃安脾，治痿要药。驱恶风，消水肿，治大风，泄泻，腹中冷气。

---

① 苍：原无，据底本目录补。

苍术为辛烈之药，时人畏用。然而脾家喜燥恶湿，燥湿非术不可，辟邪非术不能。六郁用之而开，胃弱得之而助，所以平胃散用苍术，盖有故也。许叔微以苍术一斤，枣五十①，麻油半两②，术二钱③，为丸，以治三十年饮癖④，燥脾以去湿，盖有理也。陈子皇以之治妻疲疾，不独疾愈，而色更少，明有验也。孰谓赤术⑤燥烈，而置之不用哉？但随症以润燥药相制，则神效倍常矣。经曰：必欲长生，当服山精。是之谓欤！惟元气虚并实火盛者忌之。

肉豆蔻

辛，温，无毒。兼入胃、大肠。糯米粉裹煨，去粉用。忌铁。

主治：**温中，消食，止泄**。治积冷，**心腹胀痛**，霍乱，中恶鬼气冷⑥痓，心腹虫痛，**脾胃虚冷，赤白痢疾，暖固大肠**。

丹溪曰：豆蔻属金与土。《日华》⑦称其下气，以脾得补而善运，气自下也，非若陈皮、香附之泄，故为补脾之圣药。以之治久痢如神，然未去之积，不可以此涩之。

---

① 五十：《普济本事方》作"十五"，本书误倒。

② 麻油半两：《普济本事方》作"生油麻半两水二盏研滤取汁"。油麻即胡麻，俗称芝麻，其含油脂即麻油。

③ 术二钱：《普济本事方》无，疑本书衍。

④ 癖：原作"辟"，据《普济本事方》改。

⑤ 赤术：即苍术。

⑥ 冷：原作"分"，据《本草纲目》改。

⑦ 日华：《日华子诸家本草》的简称，亦称《日华子本草》《大明本草》。唐代本草学家日华子（原名大明）撰。原书早佚，佚文散见于后代各家本草。

藿 香

辛，微温，无毒。气厚味薄，浮而升，阳也。

主治：**止霍乱心腹痛、吐逆要药，温中快气，助胃进食。**

东垣曰：芳香可以助脾胃，故能止呕逆、进饮食也。入顺气乌药散①，又补肺；入黄芪四君子②，则补脾也。

白扁豆

甘，微温，无毒。患寒热者勿食。

主治：和中下气，补五脏；主呕逆，止泄痢，**消暑，暖脾胃**，除湿热，止消渴；解酒毒、河豚毒。

扁豆通利三焦，能化清降浊，故专治中宫之病，消暑除湿而解毒也。

山 药

甘，温，平，无毒。紫芝为使，恶甘遂。

主治：补中益气，长肌强阴，治虚劳充五脏，除烦热补劳伤，开心益神，主泄精、健忘，益肾健脾，止泻化痰。生捣涂硬毒。

按：山药为健脾之药，而八味丸用之，以其滋肺则能益肾也。土生金，金生水，溯源而下，所以为助阴不可少之药耳。

秦 龟

苦，温，无毒。色黄。

主治：湿痹身重，四肢不可动，顽风，破癥，赤白带下；补心，治鼠瘘，皆**主太阴血分**症。

---

① 散：《汤液本草》作"汤"。
② 子：《汤液本草》此下有"汤"字。

鳝 鱼

甘，大温，无毒。

主治：补中，益气血；淋沥，**久痢，风湿，臁疮**。

用鳝炙脆酒下，治痢如神。

臁疮洼烂①，以数条打死，香油抹②腹，蟠湿疮上，顷刻则大痛，然后取下，看腹有针眼皆虫也。未尽更作，后以人胫骨灰油调搽之，奇效③。

血④　涂癣及瘘。入麝少□□□⑤㖞不正，左涂右，右涂左。耳痛、鼻衄，滴入即愈。疹后生翳，滴目可退。同蒜汁、墨汁，可涂赤游风。

蜜白蜡

甘，微温，无毒。恶芫花、齐蛤⑥。

主治：下痢后重，**续绝伤，金疮**；孕妇胎动下血不绝**欲死**，以鸡子大白蜡，煎三五沸，投美酒中半升服，**立瘥**。

白蜡味涩质坚，故止泄痢。仲景调气饮，思邈胶蜡汤，盖有见于此也。华佗治老少下痢，食入即吐，用白蜡方寸匕，鸡

---

① 臁疮洼烂：原脱，据《本草纲目》补。

② 抹：原作"沫"，据《本草纲目》改。

③ 奇效：《本草纲目》标出处《奇效》，即明代董宿撰《奇效良方》，此处误入前句正文。

④ 血：《本草纲目》此下有夹注："尾上取之。"

⑤ □□□：此三字脱，似可作"许疗口"。《本草纲目·第四十四卷·鳝鱼》："疗口眼㖞斜，同麝香少许，左㖞涂右，右㖞涂左，正即洗去。"可参。

⑥ 齐蛤：《证类本草》："按齐蛤如蛤，两头尖小，生海水中。无别功用，海人食之。"

子黄一个，石蜜、苦酒、发灰、黄连末各半①鸡子壳②，先煎蜜、蜡、苦酒、鸡子四味令匀，乃纳连、发，熬至可丸乃止，二日服尽，神效无比，用之果验不虚。

蜡子　《圣济方》治大风疾，古人以充馔品，亦以阳明太阴药也。

另有一种号白蜡③，善收敛，与合欢皮同入长④肌肉膏中，用之如神，为外科要药，不可服食。

寒　补

薏苡仁

甘，微寒，无毒。与糯米同炒，去米，以盐汤煮过用。

主治：筋急拘挛，湿痹不仁；利肠胃，消水肿；消渴，肺痿；去毒，去干湿脚气；健脾胃，补肠清热，去风胜湿，利小便，止热淋。

按：《素问注》⑤云：大筋受热则缩而短，故挛急不伸，可用薏苡。因寒而筋急者，不可用也。夫薏苡为阳明本药，故能健脾胃。肺痿、肺痈用之者，虚则补母之说也。凡筋骨之病，以治阳明为本，故拘挛筋急、风痹者用之。土能胜水除湿，故泄痢水肿用之。服食家以之为上品，养心药功效倍常。

蜂　蜜

甘，平，微寒，无毒。甘入脾，得中和之气，治十二经脏

---

① 半：此下原衍"个"字，据《本草纲目》删。
② 各半鸡子壳：指前药剂量，以鸡子壳盛至半为准。
③ 白蜡：指虫白蜡。
④ 长：原脱，据《本草纲目·第三十九卷·虫白蜡》补。
⑤ 素问注：全称《素问吴注》，明·吴崑著。

腑病。

主治：清热补中，解毒润燥，止痛；除众病，和百药，杀一切疳虫；和营卫，通三焦，润脏腑，调脾胃。

夫蜜生用性寒，故能清热；熟则性温，故能补中；甘而和平，故能解毒；柔而濡泽，故能润燥；缓可去急，故能止心腹、肌肉、疮疡之痛；和可以致中，故能调和百药，而与甘草同功。阳明结燥，大便不通，蜜煎导法，神妙千古。

温 泻

高良姜

辛，热，无毒。炒用。

主治：**脾胃冷痛，霍乱，止痢，气痛，冷痹**，消宿食，治呕恶，健脾胃，宽噎膈，破冷癖，除瘴疟。

良姜纯阳之性，惟利胃脘冷痛、胸腹冷积、因怒受寒之症，与香附同用更灵。

草豆蔻

辛，温，涩，无毒。面裹煨熟用。制丹砂。

主治：温中，**心腹痛**，呕吐；下气，**霍乱冷气**；补胃健脾消食，去客**寒心胃痛**；寒疟，吐痢，噎膈，痞满；**除寒燥湿，开郁消积**。

东垣曰：风寒客于胃，当心作痛，服之即愈。丹溪以之并消寒食，去湿痰郁结，惟不用于热郁之症耳。时珍以南地卑下近湿，饮啖酸咸，脾胃多寒湿郁滞，非草豆蔻不开。此外非彼所能也。

厚　朴

苦，温，无毒。干姜为使，恶泽泻、硝石、寒水石，忌豆①。

主治：温中，消痰下气，霍乱腹痛，呕逆泄痢，消食，□②水破血，平胃去胀。孕妇忌之。

厚朴苦而下气，走而不守，于热药中兼用，乃结者散之也。能泻胃实，故平胃散用之，泻土太过耳。若胃气虚者误服，脱元气而成水肿，非参、术莫救矣。即欲速宽胀闷者，宜量虚实用之也。

神　曲

甘，辛，温，无毒。凡用须炒黄，以助土气。陈久者佳。

造法：伏天用白面为主，赤豆，杏仁研泥，青蒿、苍耳、野蓼自然汁，以配青龙、白虎六神，炼和作饼，麻叶包罯③黄色，晒干用。

主治：**化水谷、宿食、积滞**，健脾暖胃。

神曲专消谷食，不消果肉等食。《启微集》云：治目病，生用生其气，熟用敛其暴。欲消果肉食积，须用山楂；欲消胃家宿食积，非炒黄连、木香、豆蔻不可，诫④消食者辨之。

麦　芽

甘，咸，温，无毒。豆蔻、砂仁、乌梅、木瓜、芍药、五

---

① 豆：原坏脱，据《本草纲目》补。《本草纲目》："之才曰：……忌豆，食之动气。"

② □：此字脱。《本草纲目》："（厚朴）去结水，破宿血。"可参。

③ 罯（ǎn俺）：覆盖。

④ 诫：警告，规劝。

味子为使。

主治：**消食**和中，消痰，催生落胎。有积消积，无积消元气。

麦性泥滞，水渍生芽，气虽少清，性尤①未化，全在多炒，惟枯为佳。专消五谷之积，与神曲同功。

山　楂

酸，温，无毒。去核用。

主治：**食积**，小肠气，**产后儿枕②痛，恶露不尽**。

山楂酸能胜腐，故专消油腻肉食积，与谷食不相干也。脾虚者服之反伐生气。小儿乳滞不化尤为要药。

麝　香

辛，温，无毒。忌大蒜，不可近鼻。

主治：辟恶杀鬼，去三虫蛊毒、惊痫，除梦魇；目翳，产难，堕胎；杀脏腑虫，治疟，吐风痰，纳子宫，暖水脏，止冷带，镇心安神；**开诸窍，通经络，透肌骨**，解酒毒，消瓜果积滞；中风、中气、中恶，积聚癥瘕。

按：麝香走诸窍，开经络之壅滞。诸风诸气、诸血诸痛、惊痫癥瘕，经络孔窍不通者，引导以开之。中风中恶，气迷塞而不宣也，用以开之，而后用对症之药始效。如过用又走而不守，酌而用之可也。

葛　根

甘，辛，温③，无毒。入阳明胃经本药。

主治：消渴，身热；伤寒中风头痛，**解肌发表出汗，开腠**

---

① 尤：当作"犹"。
② 儿枕：指女子产后，小腹中有块痛，是胞中瘀血所致。
③ 温：《神农本草经》等均作"平"。

分
部
本
草
妙
用

三
四

理，解火郁；能杀诸蛇虫及百药毒。

按：葛根其气轻浮，鼓舞胃气上行，生津液，解肌热。有头痛如破，为阳明中风，葛根葱白①宜之。如太②阳症，麻黄为之本药，如遽用葛根，反引邪入阳明矣。时珍以其兼入脾经，主肌肉，所以治脾胃虚弱泄泻及诸痈毒等症如神。

寒　泻

犀　角

苦，酸，咸，寒，无毒。升麻为使，恶乌头，忌盐。能消胎。锯碎，以纸裹怀中，乘热捣之，应手入粉。

主治：百毒蛊疰，邪鬼瘴气；伤寒温疫，头痛寒热；除烦，镇惊明目，消痰；吐衄下血，伤寒蓄血，发狂谵语，发黄发斑，痘疮大热。

犀乃食百草之毒，故角能解百毒。然大寒之性，胃受之必伤，过用致病，虚人所禁也。

郁李仁

酸，平，微寒，无毒。汤泡去皮尖，蜜浸，阴干研用。

主治：大腹水肿，面目四肢浮肿，利小便水道肠结不通，泄五脏膀胱急痛；破血润燥，专治**大肠滞涩**。

按：郁李仁甘苦而润，故能下气，利水，润大肠结。《钱乙传》云：一乳妇因悸而病，目张不瞑，以郁李仁酒，饮之令醉，即愈。夫目系内连肝胆，恐则气结，胆横不下。郁李去结，随酒入胆，结去胆

---

① 白：《本草纲目》此下有"汤"字。
② 太：原作"本"，据《本草纲目》改。

下，则目自瞑矣。此何其得肯綮①也，妙哉！

性 平

蜂 房

甘，平，无毒。恶干姜、丹参、黄芩、芍药、牡蛎。

主治：惊痫邪气，鬼疰蛊毒，肠痔，肿毒，骨痹，历节。又洗乳痈、**蜂疔、恶疮、牙痛**。

蜂房为阳明胃药也，外科、齿科及他病用之者，皆取其以毒攻毒，兼杀虫之功耳。

大 枣

甘，平，无毒。

主治：安中养脾平胃，通窍，补少气，滋津液，润心肺及五脏虚损，和阴阳，调营卫。

《素问》言枣为脾之果，为脾经血分药，脾虚者宜之，中满者忌之，频食脾必受病。

莲 子②

甘，平，涩，无毒。蒸熟，去心用。

主治：补中益气，除百病；止痢泄精，交心肾，厚肠胃，固精气，强筋骨；和米作粥，轻身益气，安靖上下君相火邪。

莲禀清芳之气，为脾之果。土为元气之母，所以交媾水火，

---

① 肯綮（qìng 庆）：筋肉结节处。喻事物的关键。
② 莲子：原作"莲心"，据下文改。《神农本草经》曰："（藕实茎）主补中、养神、益气力，除百疾。"《本草经集注》云："（藕实）即今莲子。"莲心又称"莲子心"，《本草纲目》名"莲薏"，为莲子中青色芽心，与莲子（肉）不同。

会合木金者也。母气既和，津液自成，久视耐老。所以治心肾不交，劳伤白浊，用清心莲子饮；补心肾，益精血，用瑞莲丸，皆得此理。

石莲最涩，治久痢、虚痢如神①。

莲房　破血，治血胀腹痛，消瘀血，止崩下、溺血，与荷叶同功。

荷　叶②

苦，平，无毒。畏桐油，伏白银、硫黄。

主治：润心肺烦燥，落胞破血，血胀**腹痛**，酒煮服之；复安胎，去故生新，治一切上下血症。

按：荷叶生水土之中，挺然独立，色青，形仰中空，震卦之象。欲升胃气，用此为引，合理而识远矣。治三阳症不敢用寒药，以清震汤主之，用荷叶一枚，升麻五钱，苍术二钱，煎服。同僵蚕则发痘疹，胜于人牙、龙脑。久服痛不止者，用荷蒂七枚，水七碗，煎一碗，逐小钟饮，痛止即勿饮。此秘方也，传以救世。

龙　眼

甘，平，无毒。

主治：安志强魄，开胃益脾，补虚长智。

严用和《济生方》治思虑劳伤心脾，有归脾汤，取甘味归脾，能益人智之义。

芡　实

甘，平，涩，无毒。以防风煎汤浸过用，经久不坏。

---

① 石莲……如神：此十一字原误置"荷叶"条末，据《本草纲目》及文义移此。

② 叶：原作"蒂"，据下文及《本草纲目》改。

主治：湿痹，补中，益精气，强志，开胃，止渴，益肾，遗精，白浊，带下。

仙方同莲心饵，大益人。将芡实咀嚼，能令华液①流通，其力②胜于乳石③也。

---

① 华液：口中津液。
② 力：《本草纲目》作"功"，义胜。
③ 乳石：原作"石乳"，据《本草纲目》乙正。

卷之四

肺　部

温　补

人　参

甘，微温，无毒。茯苓为使，恶卤咸、皂荚、黑豆，反藜芦，畏五灵脂。白润肥嫩、产清河者佳；体实有心而味甘厚者真。去芦用。如熟用，隔纸焙之，不见风日。

主治：补五脏，安精神，定魂魄，止惊悸；明目，开心益智，**劳伤虚损**，**呕哕**，**肺痿**，**胃闭**，**肺虚**气促；泻心、肺、脾胃中火邪，止渴生津液，发热自汗，眩晕反胃，痎疟久痢，小便频数淋沥，中风中暑，痿痹，吐血嗽血，下血血崩，胎产诸病。

按：参为补肺要药，肺主气，气属阳，阳生则阴长。《素问》曰：无阳则阴无以生，无阴则阳无以化。故补气须用人参，血虚者亦兼用之。但肺有虚火宜此补之，肺有邪火则反伤肺。故仲景谓，肺寒而咳者不用，以寒痼热邪，壅郁肺家也；若自汗恶寒者，宜用也。洁古谓，痰实气壅而喘嗽者勿用，肾虚气短喘促者必用也。东垣谓，久病郁热于肺者，不可用，以宜发不宜补也；若肺虚火旺气短自汗者，必用也。丹溪谓，诸痛邪气方锐者，宜散不宜补也；若里虚吐痢，久病胃弱，虚痛喜按者，必需也。节斋谓，虽阴虚而火太旺者勿用，乃血虚火亢能食，脉弦而数，凉之则伤胃，温之则伤肺，不能受补也；若自汗气短，肢寒脉虚者必用也。

人面白、黄、青黧者，脾肺肾虚，可用也；面赤或黑者，气壮神强，不可用也。若按脉浮而芤濡，虚大迟数无力，沉而迟涩，弱细结代无力者，皆虚而可用也。若弦长紧实，滑数有力者，皆火郁内实，不可用也。总之，利于阳虚阴脱之疾，而不宜于火炽实强之症，何可以王节斋之说横于胸中，视参如蛇蝎，俱疑信半而用畏难也？吁，不学无术以至于此！

款冬花

辛，温，无毒。杏仁为使，得紫菀良。恶玄参，畏贝母、麻黄、黄芪、黄芩、连翘、青葙子。

主治：**咳逆上气，善喘**，寒热邪气；**疗肺气心促急**，热劳**连咳**，肺痿肺痈，除烦热，消痰；洗肝明目，及中风等症。

按：款冬花为温肺治嗽之良①，胜于紫菀。古方以之烧烟，口吸咽之，频吸神效。

百　部

甘，微温，无毒。酒浸一宿，漉出，焙干剉用。

主治：咳嗽上气，治肺热，润肺；火炙酒浸饮之，治疥癣，去虫蚕咬毒，杀一切诸虫。

按：百部气温而不寒，寒嗽宜之；天门冬性寒而不热，热嗽宜之。用之得当，即为肺部妙药。

百　合

甘，平，温，无毒。

主治：补中益气，止涕泪，除心下急满，脚气，热咳，肺脏壅热，肺病吐血，温肺止嗽，治伤寒百合病，产后血晕，安心定胆。

---

① 良：《本草图经》《本草纲目》均作"最"。

百合象肺，为肺虚咳嗽要品。仲景治百合病，伤寒后如有鬼神状，不得坐卧者，服百合知母汤；已吐后者，用百合鸡子黄汤；已经汗吐下者，用百合地黄汤。以物合病，从治之义也。

乌 梅

酸，温①，平，涩，无毒。忌诸肉。

主治：**除热烦满**，好唾口干，水渍汁饮；治伤寒烦热，止吐逆霍乱；治虚损骨蒸，消酒毒，敛肺涩肠，止久嗽，噎膈反胃，久痢，消痰，杀虫鱼、马汗、硫黄诸毒。

乌梅，收敛肺气太过之物，即上诸症，非久而虚者不可。如骤发遽用，敛之太早，变症愈凶矣。宜收而收，神应异常。

阿 胶

甘，平，微温，无毒。薯蓣为使，畏大黄，得火良。

主治：心腹内崩②，劳极，洒洒③如疟，腰腹痛，四肢酸；女子**下血**，安胎，血痛血枯，调经，崩中，胎产诸疾；丈夫小腹痛，阴虚脚酸，养肝补劳，坚筋骨，止痢，疗**吐血衄血、血淋尿血**，肠风；一切风病④，咳嗽喘急，肺痿唾血，润燥化痰，清肺，利小便，调大肠圣药。

按：补虚用牛皮胶，去风用驴皮胶。阿胶，大要只是补血与液、清肺益阴之妙药也。凡治喘急，不论肺之虚实，可下可温，须用阿胶以安肺润肺，其性最和，为肺经要药。小儿惊风后瞳人不正者，以阿胶倍人参，煎服即止。又痢疾多因伤暑伏热而成，用阿胶，则热毒留滞者可以疏导，无热毒流滞者亦能平安，故为大肠妙药。

---

① 温：《本草易读》云"微寒"。
② 心腹内崩：指因心腹内疾而致下血如崩。
③ 洒（xiǎn 显）洒：寒栗貌。同"洗洗"。
④ 一切风病：《本草纲目》作"男女一切风病"，义长。

有牛皮胶名水胶，治一切男妇血症，为活血止痛、润燥利大小肠，为外科妙药。

蛤蚧

咸，平，微温，小毒。

主治：久咳嗽，肺劳传尸；杀鬼邪，下淋沥，通水道；补肺益精，定喘止渴，功同人参；更止嗽助阳。

昔人言：补可去弱，人参、羊肉之属。蛤蚧补肺、定喘、止渴，功似人参；益助阴精，扶羸，功同羊肉。劳损消渴，血少气虚，并宜之。

寒 补

沙 参

甘，味苦，寒，无毒。恶防己，反藜芦。产华山，白而实者佳，无心者佳；去芦用。

主治：血结，惊风；除寒热，益肺气，疗胸痹、心腹痛、结热；安五脏，长肌肉，宣五脏风气，养肝气；治常欲眠、疝气，补虚，并一切疮疥，排脓消毒，**清肺火，治久咳肺痿**。

按：人参甘苦而温，其体重，实专补脾胃元气，因而益肺与肾，故内损元气者宜之。沙参甘淡而寒，其体轻虚，专补肺气，因而益脾与肾，故金受火克者宜之。所以肺寒用人参，肺热用沙参。人参补五脏之阳而生阴，沙参补五脏之阴而制阳也，何可不辨？虽曰补五脏，亦须各用本脏药佐使引进之。

麦门冬

甘，平，微寒，无毒。地黄、车前为使，恶款冬花，畏苦参，忌鲫鱼。肥白者佳，去心用。

主治：**虚劳客热，口渴，保肺**，强阴益精；**止咳嗽，定肺痿**，时疾热狂头痛；**去肺中伏火**，心气不足；血妄行，经水枯，乳汁闭。

宗奭曰：麦冬治肺热之功居多，专泄而不专收，寒多人禁服，惟火盛气壮之人服之相宜。若同地黄、阿胶、麻仁，能益血而复脉通心；与五味、枸杞、人参，能补肺而生脉，挽肺伏火而脉欲绝者，回真元于几微之际，其功岂浅哉！大抵为佐命之臣，非君主之药也。

栝楼实

苦，寒，无毒。

主治：**润肺燥，降火，治咳嗽，涤痰结**，利咽喉，止消渴，利大肠，消痈肿疮毒。

子炒用，补虚劳口干，**润心肺，治吐血**、肠风泻血、赤白痢，治胸痹。

栝楼仁甘能补肺，润能降气。胸中有痰者，肺受火逼，失其降下之令，得甘缓润下之助，则痰自降矣，为治嗽之要药。又能洗涤胸垢郁热，为治消渴之神剂。其妙在虽寒而不犯胃气，专能降上焦火及痰气耳。

根即天花粉　微苦，寒，无毒。

主治：**消渴，身热**，烦满，补虚；**除肠胃中痼热**、八疸身面黄、**唇干口燥，通小便**、月水①；**消肿毒诸痈**。

花粉纯阴，解烦渴，行津液。心中枯涸者，非此不除，清热消痰之妙剂也。

---

① 通小便月水：《名医别录》作"通月水止小便利"。

玉

甘，平，微寒，无毒。畏款冬花、青竹。

主治：玉屑除**胃热**，**喘息烦满**，**止渴**，轻身；**润心肺**，助声喉，滋毛发。同金、银、麦冬同煎有益。玉泉号琼浆，补五脏，去百病，柔筋坚骨，安魂魄，长肌肉，益气，利血脉，久服耐寒暑，不老；疗妇人带下十二病，除气癃，明耳目，治血块。

作玉浆①法：玉屑一升，地榆草一升，稻米一升，取白露二升，铜器中煮米熟，绞汁。玉屑化为水，以药纳入，所谓神仙玉浆也。

按：杨贵妃含玉咽津以解肺渴，王莽以玉灭面疵，李预餐玉而死后神色不变，其真美物也哉！

云　母

甘，平，微寒②，无毒。忌羊血、粉，泽泻为使，畏鮀甲③、流水，炼之用矾则柔烂，伏丹砂。

主治：除邪安脏，益子精，明目，耐寒暑，坚肌，下气，补中疗虚，下痢肠澼，补肾。

按：云母色金④而主肺，古有炼服法，而今人未知，惟合云母膏治一切痈毒疮。明皇⑤时官人日昃⑥笑歌啼号狂走，足不履地。纪

---

① 玉浆：浆，原作"屑"，据《本草纲目》改。玉浆，玉泉别名。
② 微寒：《神农本草经疏》云"详其主治，亦应有温"，与此不同。
③ 鮀（tuó 驼）甲：扬子鳄的鳞甲。
④ 色金：五行金色白，故当为白色。
⑤ 明皇：指唐明皇。此处叙述有误。据《证类本草》，下案出自《明皇杂录》，所属医事发生于唐开元间，而非明皇时。
⑥ 日昃（zè 仄）：太阳偏西。

明①视之曰：此因食饱大促力，顿仆于地而然。饮之以云母汤，熟寐而失所苦。问之果然。

柿 霜

甘，涩，微寒，无毒。

主治：虚劳不足，消宿血，厚肠胃，开胃涩肠，**消痰止渴，吐血，润心肺，肺痿，心热咳嗽，润声喉**，杀虫，反胃，咯血、血淋诸血症。

柿属金而有土，属阴而有收意，故有健脾治嗽止血之功。润肺，清上焦火，亦为有助。

柿蒂　治伤寒发咳，亦清肺热意也。

温 泻

白豆蔻

辛，大温，无毒。去衣，微炒用。

主治：积冷气，吐逆，消谷下气，**散肺中滞气，宽膈进食**，去白睛翳，治赤眼暴热、目内眦红筋，治噎膈、疟疾。

豆蔻开气甚速，故能去胸中滞气，感寒腹痛，但久服则元气暗消，反成痼疾。但取其流行三焦，营卫一转而诸症皆平也。

香 薷

辛，微温，无毒。

主治：**解暑清肺**，霍乱腹痛吐下，散水肿，除烦热，温胃，脚气寒热。

---

① 纪明：唐开元时名医。然据《太平广记》，诊宫人者并非纪明，而是隐士周广，纪明曾授秘诀于周广。

香薷属金与水，有彻上彻下之功，解暑治水甚捷。肺得之而清化行，热自降也。世医治暑病，动以香薷为首药。如果乘凉饮冷，阳气为阴邪所遏，头痛发热，恶寒烦躁，吐泻霍乱者，宜以此发越阳气，散水和脾。若饮食不节，劳役斫丧，伤暑大热，汗渴烦燥①，喘促吐泻者，劳倦内伤之症，而亦用此，不亦重虚其表而益其热乎？此非清暑益元人参白虎汤不可。奈何不问有病无病，概以代茶，不犹痴人前说梦耶？

紫 苏

辛，温，无毒。同鲤食生毒疮。

主治：**下气除寒**，霍乱转筋，通大小肠；**解肌发表，散风寒，消痰利肺定喘，安胎**，杀鱼肉毒。发散宜叶，行气宜茎。

按：紫苏辛入气分，紫入血分。佐之以陈皮、砂仁则安胎行气，佐之以藿香、乌药则止痛温中，同柴、葛、麻黄则发汗而解肌，同芎、当归则和血而散血，木瓜、厚朴同剂则散湿解暑，兼桔梗、枳壳可利膈而宽胸，兼半夏、杏仁可消痰而定喘。但久服泄真，中病而已。

苏子　主痰嗽喘急，止吐下血，利二便，破癥瘕，润肺止嗽妙药。比茎叶则不发散，比陈皮更不泄气，理气而不伤气者，气分中处处宜之。

旋覆花

咸，温，有小毒；入手太阴并入大肠经药。晒干用。

主治：**结气胁满，行水**，去五脏寒热，伤寒汗下后心下痞坚，噫气，消胸痰，风气湿痹，利大肠，通血脉，**消②坚软痞**，

---

① 烦燥：同"烦躁"。燥，焦躁，急躁。
② 消：原脱，据《汤液本草》补。

分部本草妙用

四六

开胃止吐。

叶治疮毒，止血；根治风湿；花能损目。

仲景治汗下后心下痞坚，噫气，用七物旋覆代赭汤，硬则气坚，咸以软之也。胡洽治痰饮在两胁胀满，用旋覆丸。其功在行水、消痰、通血，一①去头目风，然不无走散之性，虚人少服之。

麻　黄

苦，温，无毒。手太阴本药，能入足太阳、手少阴、阳明。厚朴、白薇为使，恶辛夷、石韦。去根节，水煮三四沸，去沫用。

主治：中风，**伤寒**，温疟，发汗，咳逆上气；消赤黑斑毒，风疹，痹不仁，温疫瘴气；通九窍，开毛孔，去营中寒邪，泄卫中风热。

麻黄虽太阳发汗重剂，实发散肺经火郁，故不独治伤寒无汗。同桂、甘用而有功。即水泄痔血，阳气遏抑，木盛土衰，入小续命汤而奇效。此仲景治伤寒大下后，脉沉厥逆，吐脓血，泄利不止者，用麻黄汤平其肝肺兼升发之，即此理也。神而明之，巧申多矣。但表有邪者宜之，若虚人伤寒便不可用，多汗亡阳故也。同桂枝则入散营内风寒，故邪在表者用麻黄，邪在营者同桂枝。又曰无汗宜麻黄，有汗宜桂枝；营卫俱邪，麻桂同用。引申②触类，其理最活。

紫　菀

苦，温，无毒。款冬为使，恶天雄、瞿麦、藁本、雷丸，

---

① 一：似应作"亦"。
② 申：原作"声"，据文义改。

畏茵陈。

主治：咳逆上气，胸中寒热结气，唾脓血，止喘悸，益①肺气，消痰，止渴，主息贲。

按：紫菀为痰嗽要药，如肺亡津液服之，反走元神，为害滋甚。

天南星

苦，温，无毒。蜀漆为使，恶芥草，畏附子、干姜、生姜。汤泡过，入牛胆中，悬风处经年用；造曲，以姜汁矾汤和南星末作饼子，阴干黄色收用。

主治：中风麻痹，**除痰**下气，利胸膈，攻坚积，消痈肿②，散血堕胎；**痰火眩晕**，破伤风口噤身强。胆制治惊痫、口眼㖞斜、喉痹、口舌疮糜、结核、解颅。

南星为肺经本药，亦能入脾。味辛而麻，故能治风散血；气温而燥，故能胜湿除涎；性紧而毒，故能攻积拔肿，治口㖞舌糜。胆制则治惊痫如神。佐以参、蒲，治诸风口噤更效。但泄而不守，断不宜生用。

诃 子

苦，温，无毒。

主治：冷气，心腹胀满，下食；**破胸膈结气**，消痰开胃，除烦治水，**肺气喘急**，五膈，肠风泻血，崩带漏胎，胎动胀闷气喘，肛门阴户痛。和蜡烧烟熏之及煎汤熏洗。实大肠，敛肺降火。

诃子涩肠而又泄气，若气虚者不可轻服，惟肺火郁遏胀满而气实者宜之。时珍曰：诃子同乌梅、五倍用则收敛，同陈皮、

---

① 喘悸益：原脱，据《本草纲目》补。
② 痈肿：原坏脱，据《证类本草》补。

厚朴用则下气，同参、术用则补肺治嗽。嗽未久者，不宜遽敛，以性太酸收尔。

蓬 砂①

苦，辛，温，无毒。淡知母、紫苏、何首乌②。光明者佳。

主治：**消痰止嗽，治咽喉症，上焦痰热**，破癥结，除噎膈口齿症。

以蓬砂含化咽津，治喉中肿痛，膈上痰热。性能柔五金而去垢腻，故治噎膈、积聚、骨鲠、结核、恶肉、阴癫，取其能柔坚也。治痰热目翳者，取其去垢也。

白芥子

辛，热，无毒。多食昏目，动火泄气，伤精。

主治：归鼻③。除邪痹气，喉痹；醋和，涂痹气及风毒肿麻痹；姜和，贴扑损、瘀血腰痛、肾冷；酒服心痛；水调涂顶囟，止衄血。**温中散寒，豁痰利窍**，治胃寒吐食，肺寒咳嗽风冷，**主皮里膜外痰**。

按：白芥子，功与菜④同。辛散之味，能利九窍，通经络，治口噤，耳聋，鼻衄。消瘀血、痈肿、痛痹；热能温中，故能利气豁痰，治嗽止血，并心腹痛，皮里膜外痰症及痹气尤神。老人虚人量用之。

---

① 蓬砂：亦作"硼砂"。

② 淡知母紫苏何首乌：文义不明。《本草纲目》云："知母、鹅不食草、芸薹、紫苏、甄带、何首乌，皆能伏硼砂。"可参。

③ 归鼻：原出《名医别录》。诸药皆云归某经，此则独言归鼻。鼻为肺窍，则可比于归肺经也。

④ 菜：指白芥之茎叶。

莱菔子

辛，甘，无毒。生姜制之，伏硇砂①。

主治：研汁服，去风痰；同醋研，消肿毒。下气定喘，治痰消食除胀，利大小便，止气痛，下痢后重；发疮疹。

丹溪曰：莱菔子治痰，有推墙倒壁之功，长于利气；生能升，熟能降。升则吐风痰，散风寒，发痘疹；降则定痰喘咳嗽，调下痢后重，止内痛，皆成利气之功。

姜

辛，温，无毒。秦椒为使，杀半夏、莨菪毒，恶黄芩、黄连、天鼠粪。

主治：**风邪寒热，伤风，头痛鼻塞，咳逆呕吐，去痰**下气；散烦开胃，胸膈恶气；冷痢腹痛，转筋；解毒。

干生姜治嗽，温中虚冷，益肺，为肺经气分药。

姜之用有四：制半夏、厚朴毒；发散风寒；同枣用益脾胃，温中去湿；同芍药温经散寒。止呕驱痰，散寒开胃之圣药也。

凡中风、中寒、中暑、中气、中毒、中恶、干霍乱，一切卒暴之病，用姜汁与童便服，立解。便降火毒，开痰下气也。茶、姜各一两，煎汤呷下，治痢。冷痢去皮，热痢留皮妙。

杏 仁

甘，苦，温，利②，有小毒。泡去皮尖，炒用。恶黄芩、黄芪、葛根，畏蘘草。

主治：**咳逆上气**，消心下烦热**急满**，治上焦风燥，润大肠

---

① 生姜制之伏硇砂：《本草纲目》莱菔（根）下有"惟生姜能制其毒，又伏硇砂"，而"子"下则无此文。

② 利：《本草纲目》此上有"冷"字。

气秘，**去头面诸风，杀虫疥**。

东垣以散结润燥，除肺中风热咳嗽，下喘治气，莫如杏仁。更能通便秘。然杏主气分，桃主血分，脉浮属气用杏[1]，脉沉属血用桃，并宜佐以陈皮。以手阳明与手太阴为表里，贲门主往来，魄门主收闭，为气之通道故也。虚实皆可用，即邪嗽、虚嗽并用之。

白石英

甘，温，微毒[2]。手太阴[3]、阳明气分，附[4]肺。

主治：消渴，阴痿不足，除风湿痹；疗肺痿，下气开胸，利小便，补五脏，治肺痈吐脓、黄疸，实大肠。

夫湿可去枯，白石英治肺痿、痹、肺痈枯燥之病。但系石类，不无微毒，中病即已，不可过服。

寒　泻

黄　芩

苦，寒，无毒。山茱萸、龙骨为使，恶葱，畏丹砂、丹皮、藜芦、沙参、丹参。

主治：诸热黄疸、泄痢，逐水下血，疗痰热、胃热、热毒、骨蒸、寒热往来，下气降火，排脓，散痈毒，**泻肺火**湿热，**清上焦壅热**，补膀胱寒水，安胎，明目；**火嗽**、肺痿喉腥，诸失血；润肠。

---

① 杏：指杏仁。下句"桃"指桃仁。
② 甘温微毒：《本草经集注》作"甘辛微温无毒"。
③ 阴：原作"阳"，据《本草纲目》改。
④ 附：犹归也。

东垣曰：黄芩中枯而飘者，泻肺火，利气消痰，除风热，清肌表之热；细实而坚者，泻大肠火，养阴退阳，补膀胱寒水。

元素曰：黄芩之用有九：清肺热，一也；上焦皮肤风热风湿，二也；去诸热，三也；利胸中气，四也；清痰膈，五也；除脾湿，六也；夏月必用，七也；产后养阴退阳，八也；安胎，九也。予尝用之，入肺则火清，入足太阳膀胱下清化源，入少阳胆经能凉表里邪热，入阳明大肠能润其燥，降三焦火。殆①见痰嗽气喘，舍芩莫清；小便赤，小腹急，非芩莫疗；大便秘，非芩莫通。清肌退热，柴胡让之；清上焦火，山栀同之。目疾可以退翳，妇人可以安胎，外科以之解热毒，无非以其折火之本也。气分之火，非芩奚②用哉！

按：仲景少阳症腹痛去芩加芍，心下悸、小便涩去芩加苓。夫受寒腹痛，心下悸，小便不利，脉不数者，禁用黄芩。若热厥腹痛、肺热而小便不利，可不用哉？善读书者，当求之理，毋泥其文。

葶 苈

苦，寒，无毒。榆皮为使，得酒良。

主治：积聚结气，**通水道，利膀胱留热伏热，逐皮间邪水，面浮足肿**，肺壅上气，胸中痰饮。

按：葶苈能泄阳分肺中之气，皆以行水走泄为用，但性甚急烈，虚人忌之。若在必用，中病即止。予每用消水肿，补泻兼行，何尝不验！惟其量之而已。难道大黄必不用耶，原其理可也。

马兜铃

苦，寒，无毒。去革膜，取净子，焙用。

---

① 殆（dài 代）：大概。
② 奚（xī 西）：何。

主治：**肺热咳嗽，痰结喘促**，血痔瘘疮，肺气上急，坐息不得，咳逆不止。

按：兜铃体虚象肺，故入肺而能清热，降肺气。汤剂中多用则吐。故钱乙阿胶补肺散用阿胶、糯米补肺，取兜铃去邪，邪去肺则安矣，故止邪嗽者不可乏。

水　萍

辛，寒，无毒。

主治：**热毒**，风热，热狂，熁[①]肿痛，汤火伤，风疹，疗水肿，利小便，风湿麻痹，脚气，口舌生疮，吐血衄血，癜风丹毒，散发背大痈，去火毒，治三十六种风。

按：浮萍性轻浮，入肺经，达皮肤，能发扬邪汗，与麻黄同功。其治诸风也，其方以紫背浮萍晒干为末，蜜丸弹子大，以豆淋酒化下。凡偏正头风、瘫痪、无名损伤，或胎孕有伤皆效。予闻昔葛可久治一徽人发背未萌，初萌之际，诊其脉一发即毙者，其人拜求救命，以此煮熟淡食，即吃粥饭亦以此作菜，月余发一小疮于背，不致为害。消毒之功岂浅哉！

石胡荽即鹅不食草

辛，寒，无毒。制砒石、雄黄。

主治：通鼻气，利九窍，吐风痰，去目翳耳聋、头痛脑酸，治痰疟、鼻塞，又治疮肿。

按：鹅不食草气温而升，味辛而散，上通头脑而治巅痛目病，即达乎肺而通鼻塞，落息肉，治痰疟，散疮肿，除翳尤妙。《启微》[②]云：目翳嗅鼻碧云散[③]用此，加青黛、川芎、升麻达上，解热如神。

---

① 熁（xié斜）：烤，引申为贴敷。原作“胁”，据《本草纲目》改。
② 启微：《原机启微》，明·倪维德撰，眼科专著。
③ 散：原无，据《本草纲目》补。

桑 皮

甘，寒，无毒。续断、桂心、麻黄为使。

主治：劳伤绝脉，补虚益气，去肺中水气，唾血，热渴，**喘满，消痰泻肺，止嗽**，利大小便。

桑白皮甘以固元气之不足，辛以泻肺气之有余，补虚止嗽定喘，降火之要药。然性欠纯，不宜多用。惟燥又能去湿及肺中水气，利小便，此实则泻子之说也。其皮中白汁，治一切疮火、蛇虫、风疥等毒。

桑椹 采研滤汁，熬成稀膏，入蜜收甑，最能治渴生津。

山栀子

苦，寒，无毒。

主治：五内邪气，**胃热**，目赤，心胸、大小肠热，心中烦闷；治五疸，利五淋，通小便，解消渴、不眠，去瘀血，泻三焦火，清①胃脘血，解热郁，行结气，治一切吐血、下血、淋损等症。

栀子轻飘象肺，色赤象火，故能泻肺中之火。仁主心胸之热，皮主肌肤之热。终是苦寒泄胃之药，胃虚者慎用。

大豆豉

苦，寒，无毒。

造淡豉法：用黑大豆伏天淘净，水浸一宿，蒸熟，摊干，蒿覆三日，候黄色，取晒，下瓮筑实，桑叶盖三寸，泥封，晒七日取出，又以米拌入瓮。如此七次，再蒸如前即是。

主治：伤寒头痛，寒热烦躁，疟疾，骨蒸，下气调中，温

---

① 清：原脱，据《本草纲目》补。

毒发斑，呕逆。

按：豆豉能升能散，凡得时气，先用葱豉汤服之取汗，往往便瘥。得盐则吐，得酒则治风，得薤则治痢，得蒜则止血。炒熟则又止汗，而麻黄根节之义也。

性　平

桔　梗

苦，辛，平，无毒。畏白及、龙胆，忌猪肉。去皮，米泔浸①，切炒。

主治：胸胁痛，疗喉痹咽疼，肺痈排脓，补内漏，**治下痢**，消痰，去肺部风热，气促嗽逆，**下一切胸满滞气**，腹痛，鼻塞，口疮，目痛。

按：桔梗为舟楫之药，为通肺利膈、破积下气之神剂。如大黄性走下，欲引至高之分成功，非桔梗不可。凡肺家受病及上部等疾，非梗不灵。故干嗽为痰火之邪郁于肺，非梗不开；痢疾腹痛乃肺气郁于大肠，又非梗不通，所以痢药用此为君，能开提②气血而毫无壅滞矣。此治痢之神剂也，时人鲜有知此。

白　及

苦，平，无毒；性涩，阳中阴也。紫石英为使，恶理石，畏李核、杏仁，反乌头。

主治：痈疽，恶疮，癣疥，解热，阴痿，滑肌③，风痹，肠风，面疮，刀箭，汤火；生肌止痛，**专止肺血**，去胃邪。

---

① 浸：原脱，据《本草纲目》补。
② 提：原字坏脱，据《本草纲目》补。
③ 滑肌：《本草纲目》引甄权作"令人肌滑"。

白及性清而收，得肺金之令，故能入肺止血生肌，治诸疮毒。凡咯血甚危者，只用白及末，米饮日服①，其效如神。

试血法：吐水碗中，浮者肺血，沉者肝血，半浮半沉者心血，各随所见，以羊肺、羊肝、羊心煮熟，蘸白及末日日食之，大效。

贝　母

辛，平，无毒。厚朴、白薇为使，畏秦艽，反乌头。去心，拌糯米炒，待米黄，去米用。

主治：伤寒烦热，喉痹，风痉，咳嗽上气；消痰润心肺，敛疮口及人面疮，去目翳，胞衣不下。同连翘治项瘤瘿，散郁结痰毒。

按：贝母为肺经散郁之药，凡虚劳嗽血、肺痿肺痈、诸郁痰症所宜也。俗以半夏辛燥，贝母代之，抑知贝母乃肺药，而半夏乃脾胃药乎！脾胃湿热成痰，久则生火，痰火上攻，昏愦、僵仆、蹇涩，生死旦夕，岂贝母可代乎？贝母清肺痰，半夏清脾胃痰，各有所主也，何可以性温燥而乱用乎？只据外科痰毒俱用贝母，不用半夏，即知肺主皮毛故也，尚有未明者乎？

马　勃

辛，平，无毒。滤汁用。

主治：恶疮，喉痹，咽疼；清肺，散血，解热毒。

按：马勃轻虚，上焦肺经药也，故能清肺热咳嗽、喉痹、衄血、失音诸病。东垣治大头病咽喉症，普济消毒散②用之。

---

① 服：此下原衍"服"字，据文义删。
② 散：《本草纲目》作"饮"，为是。

浮　石

咸，平，无毒。

主治：止渴，**治淋**，杀野兽毒，**止咳**，去目翳，**清金降火**，消积块，化老痰，消瘿瘤结核、疝气，下气，消疮肿。

按：东垣云：海石治老痰积块，咸能软坚也。时珍曰：浮石乃水沫结成也，色白而体轻，其质玲珑，肺象也；咸寒润下，故入肺，除上焦痰热，止嗽软坚，清上源，治诸淋。余琰①曰：肝属木，当浮而反沉；肺属金②，当沉而反浮，何也？肝实而肺虚也。故石入水则沉，而南海有浮水之石；木入水则浮，而南海有沉水之香。虚实之反若此。

五倍子

酸，平，无毒。

主治：**敛肺降火，化痰饮，止咳嗽**；消渴，盗汗，呕吐，失血久痢，黄病，心腹痛，小儿夜啼，乌鬓发；治眼赤湿烂，**消肿毒**喉痹，**敛溃疮金疮，收脱肛子肠坠下**；掺口疮牙疳，**风湿癣痒，五痔下疳下血，面疮诸疮**。

五倍属金，善收顽痰，解热毒。黄昏嗽，用之降火敛肺。时珍曰：盐麸子③木叶酸咸寒凉，能除痰止嗽，生津，解热毒、酒毒，治喉痹、下血、血痢诸病。五倍子是虫食其津液而结成者，故主治俱同，而尤能除泄痢湿烂，为杀疳要药。同白矾末水调下，解河豚毒。

百药煎　用五倍子为粗末，每斤用茶一两，煎浓汁，入酵

---

① 余琰：余，当"俞"。俞琰，宋末元初道教学者，吴郡（今江苏苏州）人；以下引文出自其著《席上腐谈》。

② 当浮而反沉肺属金：原脱，据《席上腐谈》及《本草纲目》补。

③ 子：《本草纲目》此下有"及"字。

糟四两，擂烂拌和，器盛置糠缸中罯之，待发起曲状即成矣。捏饼晒干用，噙化亦妙。功与五倍同，而尤轻虚，治上焦心肺火嗽如神。

卷之五

肾 部

温 补

肉苁蓉

甘，微温，无毒。酒浸，去中心丝，甑蒸，酥炙用。

主治：劳伤，除茎中寒热痛，**强阴壮阳**多子；妇人癥瘕、血崩，男子痿阳、遗沥、腰寒，女子不产、带下、阴痛。

按：苁蓉峻补精血，阳事不兴者，补之立效。丹溪以骤用滑肠，好古以治肾妨心。合药配合得宜，阴阳交制，庶可用之。

巴戟天

辛，甘，微温，无毒。覆盆子为使，恶雷丸、丹参。酒炒用。

主治：大风邪气，阴痿，强筋骨，疗头面游风、小腹阴中痛；治男子夜梦鬼交泄精，益气助精；治脚气，补血海，疗水胀。

按：巴戟天，肾经血分药也，病人虚损加而用之。宗奭以之治好酒者患脚气，用巴戟半两，糯米同炒，米微转色，去米不用，大黄一两炒，同为末，熟蜜丸，温水服五七十丸，仍禁酒，愈。

远 志

苦，温，无毒。去心，甘草汤浸一宿，焙干用。

主治：利九窍，**益智慧**，耳聪目明，不忘，强志倍力；定心气，止惊悸，益精安魄，坚壮阳道；肾积奔豚；妇人血噤失音，男子**虚损梦泄，七情致病**，并治一切痈疽。

按：时珍曰：远志非心经药也，肾经气分药也，其功专于强志益精，治善忘。盖精与志，肾所藏也。经曰：肾藏精，精合志，肾精虚则志气衰，不能上通于心，故迷惑而善忘也。益精则志自长，其功岂浅鲜哉！即七情内郁，无论虚实寒热，服之无不效。以之治死血阴毒，不痛者敷之即痛；忧怒攻痛不可忍，敷之即止；蕴热逼人手者，敷之即凉；气虚冷积不敛，敷之即敛；浸酒治痈毒恶喉，更有奇效。用远志法：不拘多少，米泔浸，槌去心，为末，每服三钱，温酒调，沉少顷，饮其清者，以滓敷患处。

补骨脂即破故纸

辛，大温，无毒。恶甘草，忌芸薹及诸血，得胡麻、胡桃良。浸一日漉出，以东流水浸三日，蒸干，盐炒用。

主治：劳伤，骨髓伤败，**肾冷精流**，妇人血气堕胎，男子**腰疼膝冷，冷痹，下元虚，兴阳壮阴，暖丹田，敛精神**。

按：破故纸属火，收敛神明，能使心包之火与命门火相通，故元阳坚固，骨髓充实，涩以治脱也。须以胡桃去皮同合，润燥养血。血恶燥，油以润之，得木火相生之妙，是以青娥丸为壮阴圣药。孙思邈言补肾不若补脾，而我以为补脾不若补肾。肾虚则阳衰，阳衰则不能运化水谷，如釜中之物，无火烧之，则终日不熟。阴长则阳自旺，而脾自健矣。济生丸用破故纸、肉蔻二药兼补，予以为少加木香斡旋其中，则奏效尤捷。

骨碎补

苦，温，无毒。蜜拌润，蒸熟，晒干用。

主治：破血止血，**补伤折骨**，中毒风血疼，手足不收，上热下冷，杀肉虫①；研末入猪肾，空心食，治耳鸣、肾虚久泄、牙疼。

按：骨碎补肾经补药，故能入骨治牙，入猪肾煨食止久痢也。蜀人以之治闪折筋骨，取根捣，煮米粥和，裹伤处，有殊效。予尝以之治远行房劳，或痿软症，如神。

杜 仲

辛，温，无毒。恶玄参、蛇蜕皮。去皮，酥炙或盐炒断丝用。

主治：**腰膝痛，益精**，坚筋骨，阴湿痒，小便余沥；润肝燥，补风虚。

按：古方只用杜仲补肾，好古言肝经气分药，入肝补肾，子能令母实也。

金樱子

酸，涩，无毒。

主治：脾泄下痢，止小便、涩精妙药，久服耐寒轻身。

丹溪曰：经络隧道以通畅为平和，而昧者取涩性为快欲，反致生病，何可长生？惟精气不固者宜之。

冬青子②

苦，温，无毒。

主治：补中，安五脏，养精神，除百病，久服不老，**强阴补肾**。

按：女贞实为仙家上品，得少阴之精，故冬不落叶，其为益肾也

---

① 杀肉虫：此处有误。查《本草纲目》引《大明》作"蚀烂肉，杀虫"，可参。

② 冬青子：即女贞子。

明矣。丹方云：冬青子酒浸一日夜，布袋擦去皮，晒干为末，待旱莲草出，多取数石，捣汁熬浓，和丸，酒下。

枸杞子

甘，平，温①，无毒。甘州红润圆小者佳。

主治：热中消渴，周痹风湿，**坚筋骨，补劳伤，强阴益精**，安神明目。

根名地骨皮，苦，甘，微寒，功与子略同，**专退骨蒸劳热，肾肺伏火**，补益正气。

俗以黄柏、知母治下焦阴火致伤元气，枸杞、地骨皮使精气充而邪气退，胜柏、母万万。《素问》曰：热淫于内，泻以甘寒②，地骨皮是也；精不足者，补之以味，枸杞子是也。陶氏云：去家千里，勿食枸杞，言其强阳之功耳。

阳起石

咸，温，无毒。桑螵蛸为使，畏菟丝，恶泽泻、桂、蛇蜕、雷丸，忌羊肉。有云头雨脚及鹭鸶毛者真。

主治：**肾绝阴痿**，崩中漏下，癥瘕结气，**暖肾强阳**。

起阳乃咸温之品，咸归肾，温暖肾，故阴痿者宜之。崩漏、癥结皆肾虚所致，故并治耳。但难得其真，慎勿误用。

硫 黄

酸，热，有毒；入命门经③。莹净无夹石者佳，甘草汤煮过用。畏朴硝、细辛，忌禽兽血。

---

① 甘平温：《名医别录》曰"微寒"；《本草纲目》曰"苦寒"。

② 素问……甘寒：《素问》并无此文，惟《至真要大论》云："热淫于内治以咸寒。"

③ 命门经：命门非经，然命门属肾，其理可通。

主治：下焦虚冷，阳绝不起，**头秃，疽痔，疥癣**，心腹疝癖，脚膝冷痛，泄精虚损。

硫黄为火之精，宜入命门补火。人之真火在右肾，火熄则万物无父而不生，非硫黄其孰补之？太清①云：硫禀纯阳，号为将军，破邪归正，返浊还清，挺立阳精，消阴化魄②。戴元礼云：热药皆燥，独硫不燥，今人不用，畏其热耳，倘火衰之症，亦弃之乎？中其毒者，以猪肉、鸭羹与甘草汤③解之。

虎 骨

辛，微热，无毒。

主治：辟邪，杀鬼疰毒；筋骨风湿拘挛，不得屈伸，走注疼痛，伤寒温气温疟，杀犬吠毒；煎汤浴，去骨节风毒肿，初生小儿长大无惊痫症。头骨作枕，绝恶梦魇；置户上辟鬼。

夫风从虎，则木为金制明矣，所以治风病及走注骨节、癫狂惊痫诸症，而胫骨尤捷。健筋骨壮腰膝，追风定痛之要药，史国公浸酒方用之。

虎魄④　治癫痰惊痫如神；悬户上令生男。

鹿 茸

甘，咸，温，无毒。酥炙、酒蒸、炒研，各随本方制用。畏大黄，杜仲为使。

---

① 太清：本为道家三清之一，此泛指道家。以下文句出道书《云笈七签·卷六八·金丹部》。

② 魄：《云笈七签》作"魂"。

③ 甘草汤：《本草纲目》作"余甘子汤"。

④ 虎魄：《本草纲目》云："虎死则精魄入地，化而为石，故谓之虎魄。"又其形似琥珀，故琥珀亦有"虎魄"之名。此二者，似有所分，实则一物，今统谓之"琥珀"。

主治：漏下恶血，惊痫，益气强志，生齿，虚劳腰脊痛，便数，泄精，溺血；安胎，杀鬼，**生精补髓，养血益阳，强筋健骨**。

按：鹿角生用则散热行血，消肿辟邪；熟用则益肾补虚，强精活血；炼霜熬膏，则专于滋补矣。然鹿性淫而不衰，其性热，一味助阳固精补肾莫敌，同以龟板则阴阳和而水火济，神妙莫测矣。

肉　补中，益气血。治肺痿崩带，气痛欲死者，饮之立愈。大补虚益精，解痘毒、药毒、砒毒。

又按：鹿茸、角补阳，右肾精气不足者宜之；麋之茸、角补阴，左肾血液不足者宜之。此千古之奇秘而莫发者，乃知麋茸、角功胜于鹿也，用者辨之。

紫河车

甘，咸，温，无毒。

主治：**血气羸瘦，妇人劳损，面䵟皮黑**。有诸病日渐瘦者，五味和之与食。治男女一切**虚损，安心养血，益气补精**。

紫河车治虚劳，佐以骨蒸之药，气虚加补气药，血虚加补血药。以侧柏叶、乌药叶，俱酒洒、九蒸九晒，同之为丸①，大能补益，名补肾丸②。然性热而不无胎毒，久服令人发毒，制之要得其宜。首胎男孕者佳。

胡　桃

甘，温，无毒。

主治：损伤，石淋。同破故纸**补下焦**。补气养血，**润燥化**

---

① 丸：原作"末"，据《本草纲目》及下文方名改。
② 补肾丸：方出《丹溪心法》，然不名"补肾丸"，而名"补天丸"。补天丸由补肾丸加紫河车而成。

痰，益命门，利三焦，**温肺润肠**，治**虚寒咳嗽**，腰脚重痛，心腹疝气①；悦颜色，令人肥健。油者有毒，杀虫，攻痈毒疥疮，润鬓发。

胡桃皮能敛肺，故虚寒嗽者宜之。同破故纸则有水火相生之妙，而有养血生精之功，青蛾用之滋肺以生肾也，妙哉！

寒 补

玄 参

苦，咸，微寒，无毒。恶黄芪、干姜、大枣、山茱萸，反藜芦。忌铜器。蒸过晒干。黑润者佳。

主治：寒热积聚；**清上焦火**，治咽喉腮肿、舌强、乳蛾；补肾明目，阴虚痰嗽，骨蒸潮热；伤寒汗后，身热狂邪，下水止渴；**滋阴降火，解斑毒**，治游风结核。

按：玄参为枢机之剂，管领诸气上下，肃清而不浊。故伤寒阳毒汗下后邪气不散，心下懊憹，烦不得眠，用治无根之火，当为圣剂。所以上部亦用之者，因水不胜火，亢而僭上，宜壮水之主，以制阳光故耳。降上焦而并泻下焦火，清火而不伤真气，胜柏、母远甚，滋阴者先之。

磁 石

辛，咸，寒，无毒。柴胡为使，恶牡丹皮、莽草、黄石脂。火煅红，醋淬七次，研极细用。能□□②铁者佳。

---

① 气：《本草纲目》作"痛"。
② □□：此二字脱。《雷公炮制药性解·卷一·磁石》："能吸重铁者佳。"可参。

主治：周身湿痹，肢节中痛，补劳伤，除烦燥，消肿毒；养肾强骨益精，耳聋目昏；止金疮血。

按：磁石性能引铁，取肺金之气入肾，使母来生子，水得金而清，相火不攻自化，故为肾家妙药，而主治如上。即耳聋目昏，亦肾水枯竭，故用之以滋肾。铁石之药，但未可多服。

桑螵蛸

咸，甘，微寒①，无毒。得龙骨，疗泄精。畏旋覆花。

主治：男子**阴痿**，**益精**，**遗溺**，虚损，益气养神，止小便浊，女子血闭腰痛，通五淋，利小便。

螵蛸为肾家补阴扶阳、填精益神之药，故失精、遗溺、白浊，及便如米泔、心神恍忽等症，并风药②用之如神。

龟　板

甘，微寒，无毒。恶沙参、蜚蠊。

主治：补阴，去瘀血，止血痢，续筋骨；治腰脚痛，补心肾；治漏下赤白、阴蚀、湿痹；治血麻痹、难产；消痈。灰敷臁疮、头癣。

壳主久嗽、断疟③；炙末酒服，主风脚弱。

按：败板属金水，有助补之功，禀北方至阴而有寿，能通任脉，故补心肾与血，凡属阴虚血少之症，皆宜用之。以肉酿酒，可治大风与湿痹痛、拘挛瘫缓、踒折、筋骨疼痛、血痢及久寒嗽者。

---

① 微寒：《本草纲目》作"平"。

② 风药：《本草图经》作"主风药中"，义胜。

③ 壳主久嗽断疟：此处有误。壳，《本草纲目》作"尿"，与《本草经集注》相符；下句首有"壳"字。

温 泻

白头翁

苦，温，无毒。权曰：有小毒。豚实①为使。

主治：止毒痢腹痛，瘤疟②，一切风气，暖腰膝，消癥瘕积聚，阴疝偏坠，小儿秃疮。

白头翁气厚味薄，可升可降，阴中阳也。仲景治热痢下重，用此主之。盖肾欲坚，急食苦以坚之。痢则下焦虚，故以苦坚之也；而阴疝偏坠、秃疮、鼻衄用之各效。《金匮玉函》方治热血痢下重，白头翁二两，黄连、黄柏、秦皮各三两，水七升，煮二升，每服一升，不愈再服。产痢虚极者，加甘草、阿胶各二两，神效。

海 马

甘，温，无毒。

主治：难产时带，甚验。临产烧灰末饮服，手③握之，即易产。**暖水脏，壮阳**，消癥④块，兼疗疔肿。

按：海马雌雄成对，其性温暖，有交感之义，故难产阳虚，房中方术多用之。

天 雄

辛，温，有大毒。远志为使。

---

① 豚实：《本草经集注》："药名无豚实，恐是蠡实。"蠡实，又名马蔺子，鸢尾科鸢尾属多年生草本植物。

② 瘤疟：此处有误。《本草纲目》作"项下瘤疬"，为是。

③ 手：《本草纲目》此上有"并"字。

④ 癥：《本草纲目》作"痕"。

主治：大风，寒湿痹，历节痛，拘挛，破积，强筋骨，轻身，益气力；治风痰冷痹，一切风与气，**助阳道，暖水脏，补腰膝，益精**，明目，通九窍，利皮肤，调血脉，四肢不遂，下胸膈水，排脓止痛，续骨，消瘀血，霍乱转筋，发汗，止**阴汗**；炮含①治喉痹。

按：乌、附、天雄，皆下焦命门助阳虚之药，补下兼以益上，但性热不可多服耳。虚寒用附子，风家用天雄。

藁 本

辛，温，无毒。入太阳膀胱经风药，恶蔺茹，畏②青葙。附肾③。

主治：妇人疝瘕，**阴中寒肿，除风**④，治一百六十种恶风鬼疰，头风肝疱，头面身体皮肤风湿。

按：藁本乃太阳经风药，其气雄壮，寒郁本经头痛必用之药，巅顶痛非此不除。同木香治上焦感雾露之邪，同白芷治面上风湿。风客于胃而成胃泄，非藁本汤不效，以其轻清上升，能去风湿耳。

寒 泻

知 母

苦，寒，无毒。虽入足阳明、手太阴，实足少阳本经药也。忌铁器。肥白者佳。上行酒焙，下行盐水润炒。

主治：消渴热中，伤寒烦热，产后蓐劳，肾劳；通小肠，止痰嗽，定惊悸，泻膀胱肾经火，滋肾水，治相火有余。

---

① 含：原作"食"，据《本草纲目》改。
② 畏：原作"恶"，据《本草纲目》改。
③ 附肾：《本草纲目》无。义不明，待考。
④ 风：《本草纲目》此下有"头痛"二字，义长。

按：知母其用有四：泻无根肾火，疗有汗骨蒸，止虚劳之热，滋化源之阴。仲景用入白虎汤治烦燥①，以烦出于肺、燥出于肾也。东垣用之以通小便秘而渴者，以肺中伏热，膀胱绝源，总之清肺金而滋化源之意也。若夫真水不足，膀胱干涸，法当与黄柏同用。黄柏为肾经血分补阴之药，无阴则阳无以化，阴气行而阳自化也。然惟狂阳亢甚者宜之，倘肾水真枯，每用以泻，则寒伤胃，润滑肠，而真水受伤。其为害也，有阴中而莫觉者，如柔顺小人而认为君子，则国家之元气日凋矣。吾人动辄以知母滋阴，自误而复祸人，可不审哉！

地　榆

苦，微寒，无毒。得发良，恶麦冬，伏丹砂、雄黄、硫黄。

主治：**止冷热痢、疳痢**；吐血，鼻衄，肠风，血崩，产后诸血疾，带漏及金疮热毒等症。汁酿酒，治风痹，补脑。捣汁涂虎犬蛇虫伤。

地榆性沉寒，专止下焦血，若热、血痢用之神效，若虚寒人及水泻用之反剧。如治大小便血症，用上截切炒；梢能行血，不可用。诸疮者用之。

苦　参

苦，寒，无毒。玄参为使，恶贝母，畏知母②、兔丝、漏芦，反藜芦，伏雄黄、烟硝。

主治：疗痈肿，恶疮风癞；补中益肾，消积聚，除伏热，尿沥③、赤④，杀疳疥，治肠风泻血、热痢，并治三十六种风症。

---

① 燥：焦躁，急躁。下同。
② 畏知母：《名医别录》《本草纲目》等均无，疑衍。
③ 尿沥：《神农本草经》作"尿有余沥"。
④ 赤：尿赤。

苦参性沉，肾经纯阴之药也。其苦燥能逐湿，故治大风有神效；寒能除热，故治肾水弱而相火旺者有奇功。若火衰真虚者，服之益虚。因别症久服者，多成腰痛偏胜之故也。

瞿　麦

苦，寒，无毒。牡丹为使，恶螵蛸，伏丹砂。入小肠。附肾①。

主治：**通小便**，下闭血，养肾气，**逐膀胱邪**，通经，治蛔，目痛，阴疮。

按：瞿麦为利小便君药，然小肠虚者服之，不惟不去热，反成他症。

防　己

辛，寒，无毒。手足太阳本经药也。殷蘖为使，杀雄黄毒，恶细辛，畏萆薢、女菀，伏硝石。

主治：通大小便，疗水肿风肿，**去膀胱湿热**，通腠理，利九窍，治**中下焦湿热肿，泄脚气**，行十二经。

汉防己大苦寒，能泄血中湿热，通其滞塞，亦能泻大便，补阴泻阳，助秋冬泻春夏之药也。幸灾乐祸，能首为乱阶，善用之以险疾，则瞑眩之药也。故夫十二经湿热壅塞不通，及下注脚气，膀胱积热，非此不除，真行经之仙药。若夫饮食劳倦，阴虚内热，元气先亏，而以防己泄之，则重亡其血。大渴引饮，热在上焦肺经气分，防己为下焦血分药，何可用也？外伤风寒，泻传肺经气分湿热，以至小便黄赤，此原上焦气病，禁用血药。惟下焦②湿热流入十二经，致二阴不通者，然后审用。属在上焦，悉宜摈绝。

---

① 附肾：《本草纲目》无。义不明，待考。
② 焦：原脱，据《本草纲目》补。

茵 陈

苦，平，微寒，无毒。入足太阳膀胱经。

主治：**风湿热结，黄疸**要药，利小便，去伏瘕，**伤寒留热发黄**。

按：仲景茵陈栀子大黄汤治湿热也，栀子柏皮治燥热也。如苗潦则湿黄，旱则燥黄；湿宜泻，燥宜润。此药治阳黄也，若阴黄则用茵陈附子汤。各随寒热，总以山茵陈为君。

泽 泻

甘，微寒，无毒。畏海蛤、文蛤。

主治：补虚损，起阴气，止泄精淋沥；补女人血海，令有子；去旧水，生新水，止渴除湿；去胞中留垢，心下水痞；**渗湿热，行痰饮，清相火，利小水**。

泽泻为清相火、泻肾邪要药。八味丸用之者，取其泻邪，而后补药有功，不致有偏胜之害。今人不深察而减之，未识立方之旨者也。伤寒泽泻汤、五苓散皆用之，专取其能利停水，除湿泻火之圣药也。泽，润也；泻，不补也。

黄 柏

性①寒，无毒。入肾、膀胱经。恶干漆。肉厚、深黄者佳。盐、酒炒褐色用。

主治：结热，黄疸，肠痔，带漏赤白；目赤，口疮；骨蒸，明目，心热，杀虫，衄血下血，热肿；泻龙火，除下焦湿肿，冲②脉气逆，利尿，诸疮。

---

① 性：据《本草纲目》，当作"苦"。
② 冲：据《本草纲目》，此前当有"治"。

丹溪曰：黄柏走至阴，有泻火之功，非阴火不可用。何者？气阳而血阴也，阳火炽则阴血涸。黄柏苦寒，故治阴虚火动壮盛者宜之。若中气虚而多火者，久服则伤胃。近世皆恣用之，岂不知专泄而不补乎？何苦阴受其害而不觉也！

蔓荆子

苦，微寒，无毒。酒浸透，焙干用。入小肠、膀胱经。附肾①。

主治：筋骨寒热，湿痹拘挛，明目坚齿，利九窍，去白虫；头鸣脑风，太阳头痛；散风凉血，搜肝风，止目睛内痛。

蔓荆气清味辛，体轻而浮，上行而散，故所主者皆头面风虚之症。

猪 苓

淡，微寒②，无毒。

主治：痎疟，蛊疰，利水发汗，肿满；**去懊恼，淋肿**脚气，带浊，子淋，**利小便**。

仲景治消渴脉浮，便涩微寒者，以猪苓散③发汗；饮水复吐，与冬时寒嗽如疟状者，与五苓散，利④水诸剂无过于此。但洁古俱为损肾昏目，燥亡津液，无湿勿用。

黑 锡⑤

甘，寒，无毒。

---

① 附肾：《本草纲目》无。义不明，待考。
② 微寒：《神农本草经》《本草纲目》等均作甘平。
③ 散：原无，据《本草图经》补。
④ 利：原作"和"，据《本草图经》改。
⑤ 黑锡：《本草纲目》正名"铅"。

主治：镇心安神，伤寒毒气，**反胃呕哕**；疗瘰疬、瘿瘤、痈肿，和青木香敷毒处；**下痰**，**噎膈**、**风痫**，解金石药毒。灰①杀虫去积，同槟榔末米饮服。

黑锡，北方癸水之气，阴极之精，其体重，其性濡滑。能②治一切阴阳混淆，上盛下虚，气升不降，发为呕吐眩晕、噎膈反胃诸疾。所谓镇坠之剂，有反正之功。但性带阴毒，不可过服，恐伤人心胃耳。

寒水石③

辛，寒，无毒。解巴豆毒，畏地榆，制丹砂，伏玄精。

主治：身热，积聚，皮中火烧，烦满，水饮④；时气热，五脏伏热，胃热，止渴，水肿，小腹痛⑤；伤寒劳复，凉血降火，牙疼，明目。

寒水⑥禀积阴之气而成，故入肾经，去⑦血除热之功，同于诸盐。古以为即石膏，相传甚误。盐中之寒水，非石膏之谓也。丹溪明之，而时珍深辨，可无疑矣。

蒲公英

甘，平⑧，无毒。

主治：妇人**乳痈**，水肿立消，解食毒，散滞气，化热毒，

---

① 灰：《本草纲目》作"黑锡灰"。

② 能：《本草纲目》此上有"得乘交感"四字，义胜。

③ 寒水石：《神农本草经》《本草纲目》正名"凝水石"。

④ 水饮：《神农本草经》此下有"之"字，义为前症用此药当以水饮服。本书作主治之症，误。

⑤ 痛：《本草纲目》引《别录》作"痹"。

⑥ 寒水：即寒水石。

⑦ 去：《本草纲目》作"走"。

⑧ 平：原作"辛"，据《本草纲目》改。

消肿核疗疮，白汁涂恶刺，狐尿。

此草属土①，味甘，解热消毒有奇功。忍冬藤煎汤，入少酒佐服，治乳痈如神。用以擦牙，能乌鬓发，故为肾经本药。

蛤　粉②

咸，寒，无毒。

主治：**热湿老顽等痰**，疝气，带浊；同香附末调服，主心痛；**化积软坚**，**消瘰核肿毒**，**妇人血病**；油调涂汤火伤。

按：蛤粉寒制火而咸润下，故能降焉；寒散热而咸走血，故能消焉。坚者软之以咸，取其属水而性润也；湿者燥之以渗，取其经火化而利小便也。实肾经血分之药③，治湿咳、肾滑之疾者也。

人　齿

甘，咸，寒④，有毒。烧研用。

主治：除劳治疟，蛊毒，乳痈未溃，**痘疮倒靥**。

近世用人齿散发痘，为害不浅。痘毒自肾出，方长之际⑤，外为风寒秽气，闭塞腠理，血涩不行，毒不能出，或变黑倒靥，宜⑥以酒、麝引入肾经发毒。倘气虚色白，痒塌不能发脓，正⑦宜解毒补虚⑧。若概用之⑨，声哑不救，可不慎哉？

---

① 土：原作“上”，据《本草纲目》改。
② 蛤粉：《本草纲目》名“蛤蜊粉”，又名“海蛤粉”。
③ 之药：原无，据《本草纲目》补。
④ 寒：《本草纲目》作“热”。
⑤ 方长之际：原脱，据《本草纲目》补。
⑥ 宜：《本草纲目》此下有“用此物”三字，义长。
⑦ 正：《本草纲目》作“只”。
⑧ 补虚：原脱，据《本草纲目》及文义补。
⑨ 若概用之：《本草纲目》作“苟误用此”，义胜。

性　平

蛇　床①

苦，平，无毒。乃右肾②、少阳三焦气分之药。恶牡丹、贝母、巴豆，伏硫黄。

主治：男子阴痿湿痒，妇人阴中肿痛；除痹气，利关节；**强阳，暖子宫，去湿癣疮疥**，赤白带下。煎汤**浴大风身痒**。

> 按：蛇床神农列之上品，不独补男子，而更益妇人。世人舍此而求补药于远域，岂非贱目贵耳乎？

龙　骨

甘，平，无毒。水飞晒干，黑豆蒸，晒干用。得人参、牛黄良，畏石膏。

主③治：杀精鬼，治漏下、惊痫，安神定魄；**固精，遗泄冷□④，崩带漏胎**，肠风下血；益肾镇惊，止阴疮，收湿气脱肛，生肌敛疮。

敩曰：气入丈夫肾脏中，故为益肾要药。涩可去脱，能敛浮越之正气，固大肠而镇惊，又主带脉为病。龙齿亦定惊安魂。龙脑⑤，其⑥形肥软，能断久痢。龙涎⑦，收麝香久不散。

---

① 蛇床：即蛇床子。
② 肾：《本草纲目》此下有"命门"二字。
③ 主：原脱，据文例补。
④ □：此字脱，当作"痢"。《本草纲目》引甄权曰："止冷痢。"
⑤ 脑：原作"齿"，据《本草纲目》及文义改。
⑥ 其：原脱，据《本草纲目》补。
⑦ 涎：原脱，据《本草纲目》补。

卷之六

兼经部

温　补

黄　芪

甘，微温，无毒。入手、足太阴气分，又入手少阳、足少阴命门，上、中、下、内、外、三焦之药也。茯苓为使，恶龟甲、白鲜皮。出绵上者良；出陇西者温补，出白水者冷补。蜜炙，随寒热用。

主治：补诸虚，长肌肉；虚劳自汗，壮肺胃，破癥癖，**充实腠理，排托诸痛**；**补气虚**，泻阴火，去肌热及诸痛；主太阴疟疾；阳维为病，苦寒热；督脉为病，逆气里急①。

按：黄芪为补三焦实卫气、为表里诸虚圣药。自汗、盗汗者以实之，溃脓恶血者以托之。痼冷沉寒元虚，惟宜姜、桂，非参、芪何以回阳？阳邪陷阴，扶之自宜升提，不实腠则必复下。果察其气虚而腠理疏者，服之则正气复而邪气散。苟或气有余而胸闷急者与之，则不助其正而反益其邪，岂可不辨症而乱用乎？

昔柳太后病风不能言，脉沉口噤，胤宗②造黄芪防风汤数斛置于床下，汤气熏蒸，其夕便语。所以东垣曰，芪得防风其

---

① 督脉为病逆气里急：《素问·骨空论》云："冲脉为病逆气里急。"与此不同。

② 胤宗：即许胤宗，南朝梁常州义兴（今江苏宜兴）人，以医术著名。曾事南朝陈，用熏蒸法为陈国柳太后治风病不能言，乃委以义兴太守。事见新旧《唐书》。

功愈大。痘家保元汤用之，所以内护脾胃，外充浆痘也，又为痘家六七朝要药。

当　归

苦，辛，温，无毒。入心、肝、脾三经。恶䕡茹，畏菖蒲、海藻、牡蒙、生姜。酒洗，去芦用。头止血，尾破血，身和血。气血昏乱，各归所当归之经，故名。

主治：咳逆上气，温疟寒热，女子漏下绝子，痈毒金疮；温中止痛，中风痉汗不出，湿痹，生肌；热入血室，沥血①腰腹痛，虚劳，下痢；治一切风，一切气，一切劳，**破恶血，养新血**，及冲带二脉病。

按：当归为血分要药。其入手少阴，以其心生血也；入足太阴，以其脾裹血也；入足厥阴，以其肝藏血也。所以四物汤以之为君。倘佐之以参、芪，则生血而补气；济之以芍、芎，则养血而和血；配之以生地、芩、连，遂能凉血；配之以棱、术、姜、附，能破血。从桂、附、茱萸则热，从大黄、芒硝则寒。以之治产后血晕极效，以之治夜剧诸病有功。血症固当用之，而咳逆上气亦用之何也？归为血中气药，阴虚阳无所附，故用血药补阴，血和而气自降矣。如风火寒邪咳逆，则不可用矣。

缩砂仁

辛，温，涩，无毒。入手足太阴、阳明、太阳、足少阴七经。白檀香、豆蔻为使，入肺经；人参、益智为使，入脾经；黄柏、茯苓为使，入肾经；赤、白石脂为使，入大小肠也。

主治：**泻痢，消宿食**，腹痛，温暖肝肾；上气咳嗽，奔豚，惊痫邪气；霍乱转筋；脾胃结滞，养胃益肾，宣滞散寒止呕，

---

① 沥血：血慢慢滴下。

化铜铁、骨鲠。

韩飞霞云：肾恶燥，以辛润之；脾喜辛，以香醒之，引诸药归宿丹田，和五脏中和之气。蒸地黄用之，取其达下也。然久服伐胃，不可不知。

益智仁

辛，温，无毒。入心、脾、肾三经。去壳，盐水炒。

主治：遗精虚漏，小便余沥，益气安神，利三焦，调诸气，开发郁气，治客寒犯胃，益脾进食，补肾冷腹痛，心气不足。

益智为行阳退阴之药，三焦气弱者宜之。古人进食多用益智，以心为脾之母①，火能生土，土中益火也。王好古曰：益智本脾药，主君相二火。在集香丸②则入肺，在四君子则入脾，在大凤髓丹则入肾，三脏有母子相关之义。补药中宜兼用之，勿多服。

茺蔚③即益母草

辛，甘，温，无毒。入手、足厥阴二经血分。

主治：明目益精，血逆大热，产后血胀，活血养肝，益心安魄，调经崩带、胎产、温子宫圣药。

茎煎汤能治瘾疹；捣汁服，治浮肿下水，消疔肿、乳痈、丹游等毒，及子死腹中；汁滴耳中主聤耳，敷蛇蜕毒，去面粉刺，入血分中，无病不效。

按：益母草子为妇科要药，而医家鲜用。不知心包生血，肝家藏

---

① 心为脾之母：原作"脾为心之母"，不合医理，据文义及《本草纲目》改。

② 集香丸：方见《太平惠民和剂局方》。

③ 茺蔚：据下文，此当作"茺蔚子"。主治项后附述茎叶之功用。

血，益母能活血补阴，故能明目、益精、调经，治诸症。予尝用之，每见奇效，为胎前行滞、产后补虚之妙药也。其茎、叶、花专于行，而子则行中有补。白花者入气分，又名萑①；紫花者入血分，又名蓷②，不可不知。

熟地黄

甘，温，无毒。入手足少阴、厥阴经。

主治：填骨髓，生精血，补五脏内伤不足，通血脉，利耳目，劳伤，调经，胎产百病，滋肾水，益真阴，去脐腹急痛，病后胫股酸痛。

生地黄③

手少阴、手阳明二经④。当归为使，恶贝母，畏芜荑、葱、蒜、萝卜，忌铜铁。产怀庆者佳。

主治：逐血痹，长肌肉；破恶血，生新血；助心胆，强筋骨，补心肺；治吐、下、溺、鼻衄等血，妇人崩中血晕，产后血逆；补肾润燥，除湿热虚热，通月水，消瘀血。

按：地黄生则大寒而凉血，血热而脉洪实者宜之；熟则微温而补肾，血衰而脉虚者宜之。生入心经凉血而生血，熟入肾而滋阴，所以呕吐咯衄之症非此不效，惊忡烦热之症非此不除。生入肝则凉血而明目，熟入肝则补肝而益胆。若以治肾，则宜熟而不宜生；阴虚胎产，血气有亏，非熟不补。若治小肠，则宜生而不宜熟；崩漏淋带，便赤

① 萑（tuī 推）：益母草。

② 蓷（tuī 推）：一种草，开紫花。此处指益母草。

③ 生地黄：此条无性味项，意同熟地黄，而实有差别。《本草纲目》："（干地黄）甘，寒，无毒。"

④ 手少阴手阳明二经：《本草纲目》引好古："入手足少阴厥阴及手太阳之经。"

溺血，气有偏胜，非生不能止。大抵生补血而长肌肉，降火凉血，兼泻脾中湿热；熟养血而填精髓，补肾益心，兼退血虚劳热。生者利大肠，故凡产后老人虚弱便结，非此不润，以之治①虚弱者则寒反伤胃；熟则益精气，故凡斫丧劳伤，精神竭绝，非此不补，以之治实热者则反为泥膈。阴虚者用熟，宜麦冬引入所补之处；血热者用生，宜天门冬引入所补之处。生熟稍异而治症迥别，不可不审也。

此血分神药，但脾虚胃寒、气结者俱禁用，脾虑其泄，胃虑其寒，气虑其滞也。又一切心痛，以之作饼食，吐出尺虫，永久不发，良效良效。

蒺藜②

苦，温，无毒。乌头为使，去刺，酒拌，蒸熟用。

主治：恶血，破癥，喉痹，乳痈；风痒，疮疡；去燥热，催生堕胎，暖小便，止遗沥，泄精，痔漏，长肌**明目**。

古方用蒺藜治风，明目补肾，每每单用。后世补肾用沙苑蒺藜，其功恐相似也。

五味子

味甘、酸，核苦、辛而咸，性温，无毒。酸、咸入肝补肾，辛、苦入心补肺，甘入中州能益脾胃。苁蓉为使，恶葳蕤，胜乌头。

主治：益气，咳逆上气，劳伤羸瘦，强阴益精；养五脏，除热止渴；暖水壮阳；**收保肺气，火嗽夜嗽**；在上滋阴，在下补肾；治泻痢，收耗散之气，瞳人散大。

---

① 治：原阙，据下文例补。

② 蒺藜：此下性味主治，应属蒺藜子。据《本草纲目》，蒺藜之花、苗亦入药。

按：五味子五味咸备，故五脏皆入，殊有补益之功，尤为肺肾要药。丹溪曰：保肺金即益肾水。收肺非除热乎？补肾非暖水乎？乃火嗽必用之药。寇氏以黄昏嗽乃火浮入肺，宜五味敛而降之。俗以《衍义》① 服之虚热之说，拘而不用，不知外邪入肺而嗽者，不宜遽敛，先发泄而后用，又何忌乎？孙思邈五六月用以沸汤饮，以其消渴旺气滋元耳。肺肾虚者何可少之？

何首乌

苦，涩，微寒②，无毒。入肝、肾二经。茯苓为使，忌诸血、无鳞鱼、萝卜、葱、蒜、铁器。选大者，赤白合用，泔浸，黑豆③九蒸九晒良。

主治：瘰疬痈疽，头面风疮，五痔，心痛，益血气，黑髭发，悦颜色，长肌骨，益精髓，产带诸疾，令人有子。

首乌藤夜交，遂能变白，则补阴之功可见矣。不寒不燥，功在地黄、门冬之上。味涩则能固精，性温则能壮阳，气血太和，百病自消。但赤者属血，白者属气，须配合用之。读李远④《附录》及《休粮赞》，信其为仙品也。久服之，延年益寿，童颜墨发，真不诬哉。

菖 蒲

辛，温，无毒。入心、肝二经。秦皮、秦艽为使，恶地胆、麻黄，忌饴糖、羊肉。勿犯铁，令人吐。石生一寸九节者良。

---

① 衍义：即《本草衍义》。"衍"字原坏脱。《本草衍义·卷八·五味子》："今食之多致虚热"。据补。

② 微寒：《本草纲目》作"微温"。

③ 黑豆：据《本草纲目》此指将黑豆与首乌同蒸。

④ 李远：唐贞元时云阳（今属重庆市）人，先后任杭州、建州、忠州、江州、明州等刺史。

去毛，微炒。

主治：风寒湿痹，咳逆上气，开心孔，通九窍，明耳目，出音声，温肠胃；耳鸣，头风；杀诸虫疥、鬼气；心积伏①梁。

按：服食家盛陈菖蒲之功，除百病，延长年，若灵丹也。然辛散之性，虚人用之，必以君臣相佐为妙。故同参、苓、白术、米饮服之，以治噤口危痢甚效；治耳聋亦灵。无非热气成痰，壅滞上焦所致耳。力能排痈，功可奏捷。

山茱萸

酸，微温，无毒。入肝、肾二经。蓼实为使，恶桔梗、防风、防己。酒润去核。

主治：温中，逐寒湿痹，杀三虫；**强阴益精**，安五脏，通九窍；治**脑骨痛，耳鸣，补肾兴阳坚茎，添精，止便溺，止月水**；除一切风，一切气。

夫滑则气脱，涩剂所以收之。山茱萸止便秘精，取其酸涩以收滑也。以之治耳鸣亦效，头眩皆宜。

寒 补

牡丹皮

辛，寒，无毒。入手少阴心经、足少阴肾经。乃血分气药也，阴中微阳。畏贝母、大黄、菟丝，忌蒜、胡荽，伏砒。

主治：惊痫，癥坚瘀血，安五脏，疗痈疮；客气五劳，血沥腰痛；通关脉，续筋骨，除风痹，胎产，冷热血气，神志不足，**无汗骨蒸**；和血生血凉血，治**血中伏火**。

按：丹皮治手足少阴、厥阴四经血分伏火。伏火者，阴火也，阴

---

① 伏：原脱，据《本草纲目》补。

火即相火也，故仲景肾气丸用之。神不足者，手少阴；志不足者，足少阴。丹皮入手厥阴、足少阴，治无汗之骨蒸；地骨皮入足少阴、手少阳，治有汗之骨蒸，故仲景兼用之也。东垣以之治肠①胃积热，心火炽盛，心虚气少者，以丹皮为君。而②肠胃积血及吐衄血，必用之药，故犀黄汤③用之。火症舍此而用柏、母，其未知秘奥者哉！

天门冬

苦，甘，寒，无毒。入肺、肾二经。地黄、贝母为使，畏曾青，忌鲤鱼。去心用。

主治：诸暴风湿偏痹，强骨髓；保肺养肌；**咳逆喘促，除热止渴，劳伤吐血痰嗽**，风热烦闷；阳事不起；补肾清金。

按：天门冬仙书极赞，其御寒辟谷，御女延龄，虽未可尽信，而清金滋水，功成独胜。肾燥则凝而成痰，得润剂，则肺不苦燥而痰自化，故燥热之痰，天门冬主之，治痰之本也；湿火之痰，半夏主之，治痰之标也。明此而凑④治，功何难哉！

童　便⑤

咸，寒，无毒。

主治：久嗽失声；明目，润肌；润心肺，疗血闷瘀血，吐血鼻衄，难产下胞衣，**滋阴降火甚速**；杀虫解毒，疗疟、中暍⑥。

按：童便能治肺病，引火下行，火下则血不妄行。又咸走血，故

---

① 肠：原作"肾"，据《本草纲目》改。
② 而：据《本草纲目》及《医学启源》，当作"治"。
③ 犀黄汤：据《本草纲目》及《医学启源》，当作"犀角地黄汤"。
④ 凑：聚合，接近。引申为配合、协调。
⑤ 童便：《本草纲目》在"人尿"条下。人尿以童便最佳。
⑥ 中暍（yē耶）：中暑。暍，暑热。

治诸血症如神。如骨蒸热，肺火盛者，非便不能除也。

温 泻

秦 艽

苦，辛，温，无毒。手足阳明经，兼入肝胆。阴中微阳，可升可降。菖蒲为使，畏牛乳。左绞①者良。去黄白毛，还元汤②浸一宿，日晒干用。

主治：**寒湿风痹，肢节痛**，利小便；疗风病，通身挛急；传尸骨蒸，疝气；黄疸，酒毒，头风；**手足不遂，口噤**，牙痛，肠血，养血**荣筋**。

秦艽乃去阳明湿热之药，故专主手足拘挛及黄疸之症。湿则酸疼烦热，《圣惠方》用秦、柴各一两，甘草五钱，为末，白汤下。治疸用秦五钱，酒半升浸，绞汁，空心服。

防 风

辛，甘，温，无毒。手足太阳经本药，又行足阳明、太阴二经，为肝经气分药。畏草薢，恶藜芦、白蔹、姜、芫花，杀附子毒。色黄润者佳。

主治：大风头眩；治三十六般风，赤眼冷泪，瘫痪，通利关脉；上焦风邪，泻肺留湿③，上④部见血；搜肝风⑤。

按：元素为治风通用，上半身风邪用身，下半身风湿用稍，治风

---

① 绞：《本草纲目》作"纹"。
② 还元汤：即人尿。
③ 泻肺留湿：此处疑有脱文。《本草纲目》引元素作"泻肺实散头目中滞气经络中留湿"。可参。
④ 上：《本草纲目》引元素此上有"主"字。
⑤ 风：《本草纲目》引好古作"气"。

去湿之仙药也。风胜湿，故能泻肺实也，误服则泻上焦元气。东垣以卑贱之职随所引而至，风药中润剂也。凡脊痛项强及太阳症，当用防风。病在胸膈以上，虽无手足太阳症，皆当用之。为能散结，去上部风。钱仲阳泻黄散倍用防风，乃于土中泻木也。

玄胡索

辛，温，无毒。可升可降，阴中阳也，入心、肺、脾、胃经。

主治：**破血调经**，崩淋，血晕，血冲①，诸血②；除风，利气活血，破癥瘕瘀血，落胎；**治心气小腹痛**有神；通肾经③；利小便。

玄胡索行血中气滞，气中血滞，专理一身上下诸痛；舒筋疗疝，破积除壅，妙不可言，乃活血下气第一品神剂也。止有胎者忌用。

细 辛

辛，温，无毒。入手少阴引经之药，入足厥阴、少阴血分。曾青为使，恶黄芪、山茱萸，忌生菜，畏消石、滑石，反藜芦。

主治：**头风脑痛**，百节拘挛，风湿痹痛，死肌，利九窍；温中下气，开胸滞，喉痹；含之去口臭、鼻痈，疗牙痛，散口疮；驱寒，润干燥，治督脉为病，脊强而厥。

按：细辛同独活，治少阴头痛如神，而诸阳头痛、诸风寒热皆宜用之。水停心下，服北细辛尤效。杲曰：胆气不足，细辛补之。辛能补肝，复能泄肺，故风寒咳逆者宜之。时珍取其能散浮热，能发郁

---

① 血冲：《本草纲目》引《开宝》作"暴血冲上"。即产后血逆冲上。
② 诸血：《本草纲目》引《开宝》作"产后诸血病"。
③ 通肾经：《本草纲目》引李珣作"治肾气通经络"。

火，故凡风寒湿痰，惊痫之症，口疮喉痹之疾，无一不用。但开寒佐以姜、桂，破积佐以姜、附，去风佐以防风，乃为至捷之药也。

白　芷

辛①，温，无毒。入大肠、肺、胃三经。当归为使，恶旋覆。炒用。

主治：**女人漏下**，**头风，长肌**，可作面脂；胁满头眩；补胎漏滑落，**诸疮止痛排脓**；目赤胬肉，阳明头痛，肺经风热，风痹瘙痒；妇人血风眩晕，解砒毒、蛇伤、金疮。

按：白芷通九窍，为阳明并热厥头痛用药。其色白味辛，行手阳明庚金；性温气厚，行足阳明戊土；芳香上达，入手太阴肺经。肺者，庚之弟，戊之子也。故病如头目眉齿诸病，三经之风热也；如漏带痈疽诸病，三经之湿热也。辛散风、温除湿故耳。杨介②治王璆③病风头痛，只一味白芷，名都梁丸，荆芥汤化下。

木　香

苦，辛，温，无毒。入心、肺、脾胃、肝、膀胱、大肠六经。槟榔为使。忌火。若实大肠，面煨熟用。

主治：邪气毒疫，**梦魇**；消毒杀鬼，温疟，辟寒；呕逆泻痢，健脾消食；安胎；九种心疼，癖块胀闷，**散滞气，开郁，调胃泄肺；胁腹痛**。

按：木香为三焦气分圣药，能开提诸郁。时珍曰：诸气愤郁，皆属于肺，故开上焦气滞，金郁则泄之也；中气不运，皆属于脾，故开中焦气滞，脾胃喜芳香也；大肠气滞则厚重，膀胱气滞则癃，肝郁则

---

① 辛：原作"细"。《神农本草经》："白芷，味辛温。"据改。

② 杨介：北宋名医，字吉老，泗州（今江苏盱眙）人。

③ 王璆：此误。据《是斋百一选方》，当作"王定国"，而王璆（南宋医家）乃为《百一选方》作者，书中录有此案。

痛，故开下焦气滞，乃塞者通之也。以之治胸腹冷积则神，以之治寒痢则效。若以治阴火，则反助火邪矣，学者不可不知。

荜茇

辛，大温，无毒。入手、足阳明二经。

主治：温中，**除胃冷**，疝癖；水泻虚痢，脏腑**虚冷**，鼻渊，腹痛。治乳痈有神效。

按：荜茇走肠胃，冷气呕吐、心腹满痛者宜之。多服泄真昏目，令人肠虚下重。予尝以之入乳痈方中，神妙不可言。

泽兰

苦，微温，无毒。入足太阴、足厥阴二经。阴干用。

主治：**痈肿疮脓**，产后腹痛，血气衰冷成劳，血沥腰痛，养血气，破宿血，消癥瘕，及妇人一切产前后症。

按：泽兰气香而温，味辛而散。脾喜芳香，肝①宜辛散；脾得舒而三焦通利，肝郁散而营卫流行。兰②草走气分，则能除痰癖，杀蛊辟恶，而为③消渴良药④；泽兰走血分，则能治水肿，涂痈毒，破瘀血而消癥瘕，为妇科急用。

薄荷

辛，温，无毒。入手太阴肺、足厥阴肝二经。龙脑⑤者佳。

主治：伤寒发汗恶风，胀满宿食；通利关节，破血止痢；中风失音吐痰；头脑风、**小儿风涎**要药；去高巅及皮肤风热，并咽喉口齿、瘰疬、疥疮、猫咬、蜂蜇、蛇伤。

---

① 肝：原作"甘"，据《本草纲目》改。
② 兰：此上原衍"泽"字，据《本草纲目》删。
③ 为：原脱，据《本草纲目》补。
④ 良药：原脱，据《本草纲目》补。
⑤ 龙脑：龙脑是冰片别名。此似指将薄荷制成如冰片之"薄荷脑"。

按：薄荷轻清而浮，能引诸药入营卫，疏结滞之气。味薄，独不能成功，多服令人心气虚耳。

艾

苦，热，无毒。入足太阴、厥阴、少阴经。香附为使。

主治：**灸百病**；温中**逐冷除湿**；止吐、衄、下等血，心腹寒气，血痢肠痔，安胎；治带脉为病。

艾为纯阳之性，能取太阳真火，回垂绝之元阳，走三阴而逐寒湿，转肃杀而为融和。用灸则透诸经而治百病，起沉疴而胜药饵，有莫大之功焉。然不可轻服，令人热逆狂燥，血火奔上，反成不测。第①中病而已，用者详之。

大蓟、小蓟

甘，温，微毒。

主治：大蓟治女子赤白沃，安胎止吐、鼻衄血；绞汁服，主崩中下血立瘥。叶治肠痈，腹藏瘀血，疥癣。

小蓟养精保血；破宿血，生新血，暴下血血崩；治热毒风②，退热补虚。夏月热烦，服汁立瘥③。

按：大小蓟皆能补血。大蓟健胃下气，而兼治痈肿；小蓟力微，止可退热治血而已。

续 断

苦，温，无毒。地黄为使，恶雷丸。折之有烟尘者良。

主治：伤寒，补不足，痈疡，折跌续筋骨；妇人崩中漏血，

---

① 第：但。
② 风：原作"一"，据《本草纲目》改。
③ 瘥：原脱，据《本草纲目》引孟诜补。

止痢①生肌，腰痛，关节缓急；通宣血脉，破瘀血，消痈肿，治血痢，产前后病，泄精尿血。

续断者，原以续筋骨而名也，主打扑伤损要药。凡筋骨关节之疾，非此不灵。旧张叔潜②以之入平胃散，治血痢屡验，想其散血而去壅滞也。

附 子

辛，热，大毒。通行诸经。地胆为使，畏人参、甘草、黄芪、防风、黑豆、绿豆、童便、犀角，忌豉汁。重两许，脐正底平，顶短节少，肉不腐，脐不破者佳。童便浸三日，去皮脐，作四块，甘草汤浸三日，湿纸包，煨熟，埋灰中二时分。

主治：寒湿痿躄，指挛，心腹膝足冷痛；温脾胃，补阳虚，治便溺，**脏腑沉寒，三阳厥逆；督脉为病，脊强而厥**。

时珍曰：治三阴伤寒，阴毒寒疝，中风中寒，痰厥气绝③，柔痓癫痫，风湿麻痹，肾厥脱阳，久痢脾泄，寒疟，噎膈，敛痈，耳聋。虞抟曰：禀雄壮之质，有斩关之能，引补气药以追散失之元阳，引补血药以养不足之真水，引发散药以驱在表风邪，引温暖药以除在里寒湿。吴绥④曰：伤寒传变三阴及中寒夹阴，身虽大热而脉沉者，必用之。厥冷腹痛，脉沉而细，唇青囊缩者急用之，有起死回生之功。近世往往不敢用，直至阴极阳竭而后议用，晚矣！然大热之药，走而不守，助火必妨于水，岂宜轻用？惟有真寒厥冷，非此不救，一用得其当可也。

---

① 痢：据《本草纲目》引《别录》文，当作"痛"。
② 张叔潜：据《本草纲目》，用此方者实为叔潜之子。
③ 绝：《本草纲目》作"厥"。
④ 吴绥：明代医家，著《伤寒蕴要》等。绥，原作"经"，据《本草纲目·第十七卷·乌头》改。

天雄、乌头，气壮形伟，为下焦命门阳虚之药，以之暖肾健阳则效。

威灵仙

辛，咸，温，无毒。入十二经。忌茗、面。

主治：诸风，通五脏冷滞，痰水积块，膀胱宿脓恶水，腰膝冷痛，折伤；推新旧积滞，散皮肤大肠风邪。

按：威灵①属木，痛风之要药也。崔元亮言其朝服暮效，以其性快，气壮者宜之，虚人须济以补药，多服则真气被泄，但为风湿痰病之神剂也。威者言其性猛，灵仙者言其效速也。

桂

辛，甘，热，有小毒。忌火、生葱、石脂。中半以下最厚者名肉桂，即官桂，入肝、肾二经，主下焦；其在正中者名桂心，入心、脾二经，主中焦；其在中半以上薄者名桂枝，即牡桂，入肺、膀胱二经，主上焦。

主治：肉桂利关节，补中气，冷痰，腰痛，止烦，堕胎，通血脉，**宣百药**；**理下焦不足，沉寒痼冷阴盛，失血泻痢，伐肝**。桂心治**九种心痛**，**腹痛**，壅痹，杀三虫；补劳通窍，生肌，利关节，破癥癖；托痈疽痘疮，能引血化汗化脓。桂枝治上气咳逆，结气喉痹；通脉，出汗；**冷风疼痛**；**伤风头痛，皮肤风湿**；**横行手臂，治痛②风**；利肺气。

好古曰：或问本草言桂发汗，仲景治伤寒当发汗处每用桂枝，又云无汗不得服桂枝，汗多用桂枝甘草汤以闭汗，彼此议何背也？曰：本草言桂辛甘，能通脉出汗者，是调其血而汗自

---

① 灵：此下应有"仙"字。

② 痛：原作"篇"，据《本草纲目》引震亨改。

出也。仲景曰：太阳中风，阴弱者，汗自出，卫实营虚，故发热汗出。又云：太阳病，发热汗出者，此为营弱卫强①。阴虚阳必凑之，故皆用桂枝发汗，乃调营则卫自和，风邪无所容，遂自汗而解矣，非桂枝能开腠发汗也。汗多用桂枝者，调和营卫则邪从汗解而汗自止，非桂枝能闭汗也。东垣曰：肉桂发热下行而补肾，桂枝发泄上行而发表。五苓散治惊风有桂，所以泻丙火而渗土燥，抑肝风而扶脾土也。眼痛，脾虚不食，肝脉盛，脾脉弱，用凉药治肝则脾愈虚，暖药治脾则肝愈盛，平药中倍加肉桂，杀肝益脾，一用两得，传云木得桂而枯是也。官桂者，李蕲州②为上等辛香供官之桂也。

辛　夷

辛，温，无毒。入手太阴、足阳明二经，芎藭为使，恶五石脂，畏菖蒲、黄连、石膏、黄环。

主治：**风头脑痛**，利九窍，通鼻塞涕出，明目，面肿，齿痛，眩冒。

时珍曰：肺开窍于鼻，而阳明胃脉环鼻而上行；脑为元神之府，而鼻为命门之窍。今中气不足，清阳不升，则头为之倾，九窍不和。辛夷走气入肺，能助胃中清阳上通于天，所以能温中，治头面目鼻九窍之病。轩岐之后达此理者，其东垣乎？

沉　香

辛，微温，无毒。因蠹隙而结者名生结。体坚色黑为上。

主治：**心腹痛**，霍乱，中恶，清神；调中补脏，益精壮阳，转筋吐泻，破癥癖，去麻痹风湿；补肾；**气逆喘急**，大肠虚闭，

---

① 营弱卫强：原作"营卫虽强"，据《本草纲目》及《伤寒论》改。

② 李蕲州：即李时珍。

小便气淋。

沉香虽辛而不燥，为气分要药。凡气逆心气腹痛，及喘急壅格等症，予每用之，屡验。妙在虚人不伤其神也。

丁 香

辛，温，无毒。入肺、胃、肾三经。畏郁金，忌见火。小者名鸡舌，大者名母丁香，乃番枣核也。母丁香有力。

主治：温脾胃；杀虫辟恶，止痢，五痔；反胃，肾气奔豚，腹痛，壮阳暖肾；小儿吐泻。点眼辟恶，**治三日疟如神**。

按：丁香理元气而驱寒开胃，虚人呕哕，非此不除。第气血盛者禁服，恐其助火耳。予尝以之治三日疟，同知母、茯苓、槟榔、常山各一钱二分，丁香七粒，白酒浸一宿，恶日①清晨温服，投之即效。传世以济疾苦云。

檀 香

白檀 辛，温，无毒。入手太阴、足少阴，通行阳明经。

主治：**止心腹痛**，霍乱，肾气痛；散冷气，引胃气上升；噎膈吐食。白檀同陈皮、姜、枣，佐以葛根、缩砂、益智、豆蔻，通行阳明经，在胸膈之上，处咽喉之间，为上焦理气要药。

紫檀 咸，寒。血分之药，能理荣气，消肿毒，治金疮。

乌 药

辛，温，无毒。入足阳明、少阴二经。

主治：中风，中恶，中气，妇人血气，儿腹诸虫；除冷，霍乱，反胃；脚气，疝气，厥头痛，肿胀喘急，止小便频数，白浊。

---

① 恶日：义不明；似指疟疾发作日。

乌药能散诸气，故治中风诸气，用乌药顺气散者，先疏其气，气顺则风散也。治七情郁结，上气喘急，用四磨汤，泻①中带补也。治虚寒小便频数，同益智为丸，取其通阳明、少阴二经也。妇人多气多郁，故以之下气开郁，与香附为女中圣药。

龙脑香

辛，苦，温，无毒。冰片梅花者佳。

主治：风湿积聚，耳聋，明目；镇心；入骨，**治骨风痛**；大肠脱；疗喉痹脑痛，鼻息②齿痛，伤寒舌出，小儿痘陷，通**诸窍，散郁火**。

按：龙脑属火，世知其寒而通利，未达其热而性走，散气之物，不可不思。风病入骨髓者宜之；若风在血脉肌肉，用之反引入骨髓矣。古方治目疾、惊风、痘疹，皆火症也。火郁宜发，辛主发散，故用龙脑以通壅滞，经络条达而惊热自平，疮毒自出矣。用猪心血，温酒和服者，赖心血引入心经，非龙脑之能入心经也。文天祥求死，服龙脑不验；以热酒灌下，九窍流血而死③。酒引其气流溢经络，气血沸乱尔。性岂非热乎？

皂 荚

辛，咸，温，无毒。入手太阴、阳明，兼入厥阴气分。柏实为之使，恶麦门冬，畏空青、人参、苦参，伏丹砂、粉霜、硫黄、硇砂。

主治：风痹死肌，邪气，利九窍，杀精物；煎汤可疗腹胀，

---

① 泻：原作"汤"，据《本草纲目》改。
② 鼻息：即鼻中息肉。
③ 以热酒……而死：据《本草纲目》，以酒服龙脑而死者非文天祥，而是廖莹中。廖莹中，南宋刻书家、藏书家，邵武（今属福建）人。登科后不就官，而为贾似道幕下客。后因贾似道案而服毒自杀。

明目；烧烟熏久痢脱肛；搜肝风，泻脾①气，通肺、大肠气，治咽喉痹塞，痰气风疠，疥癣肿毒。

按：皂荚属金，金胜木，燥胜风，故治肝风之病；气浮而散，吹之导之，则通上下诸窍；服之治风湿、痰喘、肿满，杀虫；涂之散肿毒，搜风。

刺② 辛，温，无毒。

主治：**痈肿妒乳，风疠恶疮**，胎衣不下，杀虫。

角刺治风杀虫，功与荚等，但锐气直达痈疽溃处，甚验。能引诸药性上行，治上焦病。多服伤胃，不可不知。

巴 豆

性温，有毒。芫花为使，畏大黄、黄连、藜芦、酱、豉、冷水，得火良，反牵牛，中其毒者，以冷水、黄连、大豆汁③解之。

主治：破癥瘕，痰癖，**开宣脏腑**，利水谷道；水肿，落胎；疔肿，疥癞。

巴豆性最迅利，斩关夺门之将，何可轻用？以为敷药则可，若入煎剂中用，中毒者多。乌可尝试乎？

石钟乳

甘，温，有毒。入肺、肾二经。蛇床为使，恶牡丹、玄石，畏紫石英、蘘草，忌羊血。色如炼硝石者佳。久研忌歇，水飞掺肤上不见为度。

主治：泄精，寒嗽，壮元气，益阳事；安五脏，通百节，

---

① 脾：《本草纲目》作“肝”。

② 刺：即皂荚刺。

③ 大豆汁：此三字原坏脱，据《本草纲目》补。

利九窍，下乳汁；通声，光润①。久服轻松。

按：钟乳性温而状有下行之义，宜入肾经；肺其母也，故并治之。诸家本草述其功甚众，独丹溪以为慓悍之剂，不宜轻用。不炼而服，令人病淋。

食　盐

咸，温②，无毒。入肾、肺、肝三经。白如霜雪者佳。炒用。

主治：鬼蛊邪疰毒气，洗下部䘌疮，吐中焦痰癖，熨疝气及内肾气，止霍乱及心腹痛，杀虫，去风明目，固齿。**难产，知母汤下。**

食盐之咸本归肾部，肺母肝子，故并入之。本草云，多食伤筋损肺，水肿咳嗽，血虚者忌之，何也？食过多则肾不能胜而受伤，于是盗食母气而肺损，肺损则金还克木。肝主筋而藏血，肺主咳嗽而生水，数症之来，宁能免耶？

干　姜

辛，温，无毒。入心、脾二经气分，复引血药入血分，引气药入气分。

主治：咳逆，温中止血；寒冷腹痛，中恶霍乱，胸腹满，皮肤结气；治腰肾中疼冷，开脏腑，宣经脉；消痰**下气，心下寒痞，转筋吐泻。**

按：干姜其用有四：通心助阳，其用一也；去脏腑沉寒痼冷，其用二也；发诸经之寒气，三也；治感寒腹痛、肾寒，四也。且虽辛

---

① 光润：应指面容光润。《名医别录》云："（石钟乳）久服延年益寿，好颜色。"

② 温：《本草纲目》作"寒"。

散，止而不走，专治里寒，非若附子之奔裂，故理中汤用之以回阳。生，逐寒邪而发表；炮，除胃冷而守中。多用则耗神，须以生甘草缓之。同五味则温肺，同人参则温胃也。丹溪曰：入肺则利肺气，入肾则燥下湿，入肝则引血药生血，同补阴药亦引血药入气分生血，故血虚发热，产后大热者并用之。血脱而色白脉濡者，大寒症也，亦宜之，并以阳生阴长之义也。惟唾血、痢血，炒黑用。然性主泄而不主补，惟在佐使得宜为妙。

茴 香①

辛，平，温，无毒。得酒良。炒黄用。入手足少阴、太阳经。

主治：诸瘘，霍乱，蛇伤；**膀胱、胃间冷气**，调中止呕止痛；补命门不足；暖丹田及干湿脚气，肾劳癫疝阴疼，开胃下气。

小茴香性平，理气开胃。大茴香性热，多食伤目发疮。能治脾胃虚弱。得盐引入肾经，发出邪气。并治小肠疝气，如神。

木 瓜

酸，温，无毒。入肺、脾二经血分。

主治：**湿痹脚气**，霍乱转筋；强筋骨，下冷气；止吐泻，及水肿、热痢、心腹痛；去湿和胃，滋脾益肺，治腹胀善噫，心下烦痞。

按：木瓜专理霍乱吐泻，转筋脚气，皆脾胃病也，非肝病也。肝虽主筋，而转筋则由湿热、寒湿之邪袭伤脾胃所致。故转筋必起于足腓，腓与宗筋皆属阳明。木瓜治转筋非益筋也，理脾而伐肝也。土病则金衰而木盛，故用酸温以收脾肺之耗散，而藉其走筋以平肝邪，乃

① 茴（huái 怀）香：即茴香。

土中泻木以助金也。木平，土得令而金受荫矣。经云酸走筋，筋病无多食酸。多食木瓜，损齿及骨，兼成癃涩，皆伐肝之明验。而木瓜为脾肺药，非肝经药明矣。

陈　皮

苦，辛，温，无毒。入肺、脾二经。广东陈久者佳。

主治：瘕热，消水谷；**下气呕咳，霍乱**止泄；清痰开胃①。留白理脾胃，去白理肺气。可散可泻，能温能补能和，功在诸药之上。

青皮②即橘之小者

主治：破坚癖，走下焦，治肝气、怒气、郁积，小腹痛。炒黑入血止痛。

按：青皮猛锐，犹烈性少年，最能发泄，人罕知之，不可久用。橘皮如老年人，性已和缓，又复陈久，而燥气全消，温中而不燥，行气而不峻，中州胜剂也。橘核与青皮同功，专治腰痛、癫疝，在下之病，故疝癫卵肿偏坠，例用橘核丸。

槟　榔

苦，辛，涩，温，无毒。入肺、大肠二经。

主治：消谷逐水，除痰杀虫；**宣滞破气**；心痛，奔豚，脚气；**消宿食，治后重，疗诸疟，御瘴疠，一切气，一切风**。

槟榔苦能破滞，辛能散邪，泄至高之气下行。性如铁石，能坠诸药，故治诸气后重如神。时珍以其治气喘、诸疟、瘴疠，醒酒解毒。又曰其功有四，醒能使之醉，多食则颊红；醉能使

---

① 胃：此下原衍"胃"字，据文义删。
② 青皮：此条无性味项，意同陈皮。《本草纲目》："（青橘皮）苦、辛，温，无毒。"

之醒，酒后能解毒；饥能使之饱，空腹食之气反充满；饱能使之饥，食后用之饮食即下。然而疏泄太真，不无多食成祸也。元虚者量用之。

大腹皮

辛，温，无毒，入肺、脾二经。酒洗，炒。

主治：气攻，**心腹膨胀**，大肠蛊①毒，痰膈醋心；下气，**通大小肠**；**水肿胀满**。

腹皮为宽膨消肿神剂，要善于佐使，不致为害。久服多服，必成祸阶。以其树上多栖鸩鸟，染污粪毒故也，故必多洗为妙。

蜀　椒②

辛，温，无毒③。杏仁为使，得盐味佳。畏款冬花、防风、附子、雄黄。可收水银。中毒者凉水、麻仁浆解之。入手足太阴、右肾三经气分。闭口者杀人。微炒出汗，去内黄壳。

主治：邪气④，温中，**除六腑寒，下痢，泄精，杀虫，散寒除湿，解郁结**，消宿食，通三焦，温脾胃，补右肾。

椒禀南方之阳，受西方之阴，故能入肺散寒，治咳嗽；入脾除湿，及风寒湿痹、水肿泻痢；入右肾补火，治阳衰溲数、足弱、久痢诸症。故感应丸治久痢，能使火热下达，不致上熏。惟脾胃命门虚寒，有湿郁者相宜，肺胃素热者远之。久服必中其毒。凡有病服药不纳者，必有蛔在膈间。用川椒数粒研末，

① 蛊：《本草纲目》作"蛘"，义胜。

② 蜀椒：以下内容当属蜀椒之去目（子）者，《本草纲目》谓之"椒红"。

③ 无毒：《本草纲目》作"有毒"。因下文有"中毒者凉水麻仁浆解之"一句，可知应作"有毒"。

④ 邪气：《本草纲目》此下有"咳逆"二字，义胜。

以药下，蛔见椒而头伏。张仲景治蛔厥乌梅丸中用蜀椒，正此义也。若肾气上逆，必椒引之归经则安。

胡　椒①

专治胃中寒痰、食已吐水、大肠寒滑之症。多食即走气。

荜澄茄

辛，温，无毒。酒浸蒸之，杵、晒用。

主治：下气消食，去皮肤风，心腹气胀；冷气痰癖，霍乱吐泻，肾气膀胱冷；暖脾止呕。

吴茱萸

辛，温，无毒。入足太阴血分，少阴、厥阴气分。蓼实为使，恶丹参，畏紫石英。盐汤泡②过用。

主治：温中下气，止痛，除湿血痹，咳逆寒热；去痰消食，**心腹冷痛**；霍乱转筋吐泻，产后心痛及余血，**遍身㾹③痹刺痛**，大肠壅**气**，杀三虫；鬼魅疰④气，肾气脚气水肿，起阳**健脾**；**止泻痢，厚肠胃**。时珍曰：开胃⑤化滞，**吞酸**，厥阴痰涎头痛，阴毒腹痛，**疝气**，血痢，**喉舌口痛⑥**。

按：茱萸，辛热能散能温，苦热能燥能坚，故所治症皆取散寒温中、燥湿解郁而已。东垣曰：浊阴不降，厥气上逆，咽喉不通，令人

---

① 胡椒：此条无性味项，意同蜀椒。《本草纲目》："（胡椒）辛，大温，无毒。"。

② 泡：原作"炮"。《本草纲目》引敩曰："每十两以盐二两，投东流水四斗中，分作一百度洗之。"据改。

③ 㾹（wán 完）：手足麻痹。

④ 疰：原作"痓"，据《本草纲目》改。

⑤ 胃：《本草纲目》作"郁"。

⑥ 痛：《本草纲目》作"疮"。

寒中，腹满下利，用之如神。至于喉舌症，以酥调，贴两足心，移夜便愈，引热下行也。故伤寒阴厥，同人参煎灌，可代附子，更稳而无害，此予屡用而屡验者。

三 七

甘，微苦，温，无毒。《纲目》本名山漆，谓其合金疮，如漆粘物也，非其叶左三右四之说也。入阳明、厥阴血分之药，能治一切血病。

主治：**止血散血定痛，金刃箭伤**，跌扑杖疮，血流不止者①，涂上即止。亦治吐衄下血，及血痢崩中，经水不止，产后恶血不下，血晕血痛，赤白痈肿，**蛇蝎诸毒**。

三七治痈肿金疮，颇有奇功。若受杖者服之，使血不冲心；杖后服之，使疮易愈。服用为末捣汁，敷用捣烂研末。

止血消肿，金疮，用血见愁②更神妙。此秘方也，勿忽之。

天竺黄

辛，淡，温③，无毒。入心、肝二经。

主治：清心镇惊，祛风消痰，搜肝胆惊风、痫症；小儿镇心用之如神。

按：天竺黄俗医少用，而镇惊消痰，助胆星、丹砂之力。小儿科用之为臣佐，驱心肝胆惊风神效。

---

① 止者：原字坏脱，据《本草纲目》补。
② 血见愁：即地锦。见本书卷八杂药部。
③ 辛淡温：《本草纲目》作"甘寒"。

卷之七

兼经部

寒　泻

前　胡

苦，甘，辛，微寒，无毒。阳中之阴，降也。入手足太阴、阳明四经。半夏为使，恶皂荚，畏藜芦。去皮，竹沥浸润，晒干用。

主治：痰满结气，霍乱转筋，喘嗽，安胎，小儿疳气，下食，止儿夜啼；**清肺热，化痰热，散风邪**。

时珍曰：前胡主降，与柴胡纯阳上升者不同，长于下气，故能治痰热喘嗽及痞膈呕逆①，气下则火降痰消矣。然虽痰气要药，惟火因风动者宜之，不然亦戕冲和之气，不利于虚人。

柴　胡

苦，甘，微寒，无毒。入肝、胆、心胞、三焦四经。畏、使同前胡。

主治：结气积聚，**寒热邪气**，推陈致新；**伤寒烦热**，痰②实水肿，湿痹拘挛；热劳，消食畅气；洁古**去潮热**，胆瘅③，**产前后诸热，胸胁痛**；四经**相火头痛**，**热入血室**，痘疹余热，五疳羸热，**诸疟寒热**。

---

① 逆：原无，据《本草纲目》补。
② 痰：原字坏脱，据《本草纲目》辨识。
③ 瘅：原字模糊，据《本草纲目》辨识。

东垣曰：引清气而行阳道，伤寒外诸有热则加之，无热则不加也。又引胃气上升，而行春令者宜加之。诸疟以柴胡为君，疮痘以柴胡散热。然而时珍以劳热在肺肾者不可用也。孙琳以之治皮肤、脏腑、骨髓之热皆验，尤以为银柴胡力厚，用之更捷①。在用者精思病原，加减佐使可也。寇氏不分经络有热无热，乃谓概不治劳，殊非通论。

紫草

苦，寒，无毒。入手、足厥阴二经。蜡二两溶水拌蒸，水干去头髭，剉用。

主治：心腹邪气，利九窍，利大肠；治斑疹痘毒，活血凉血，疮疥及伤寒斑毒。

按：紫草为痘家长药，然痘疹初出，血热毒盛，大便秘涩者急用之，已出而紫黑、便结者亦宜用。若红润及白陷，大便利者，用之反能作泻，故《直指方》② 以木香、白术佐之，恐其寒泄而济之以温补也。当审明用之无误。

香附

苦，微寒，无毒。入肝、肺二经，兼行十二经八脉气分。童便炒用，四制法：童便、米泔、酒、醋浸，炒用。

主治：客热，**忧郁**；霍乱吐泻，肾膀胱气，治一切气；解六郁，利三焦，胎产百病，妇人仙药；**开胸膈，降痰热，治崩漏**。

按：香附为血中气药也，生则上行胸膈，外达皮肤；熟则下走肾

---

① 孙琳……用之更捷：据《本草纲目》，案出宋·庞元英所著《谈薮》。

② 直指方：据《本草纲目》，当为南宋·杨士瀛所著《仁斋直指方》。但查该书，并无《纲目》及本书所引内容，待考。

肝，外彻腰足；炒黑则止血；便①炒则入血分补虚；盐水炒入血分润燥；青盐炒则补肾；酒浸炒则行经络；醋炒则消积聚；姜汁炒化痰。得参、术而补气，同归、芎而补血。随用皆妙，气药中神剂也。独用、久用反能害血，随为佐使到处成功，灵妙何可尽述。

大青、小青

苦，寒②，无毒。

主治：时气头痛，**大热发班，狂躁热毒**，温疫黄疸，喉③痹。小青捣敷痈肿甚效，治血痢，解蛇毒。

古方伤寒黄汗，黄疸，头目强，腰脊痛，发狂发躁，但用大青。《指掌》④云：大青、升麻可回危笃，而知大青为伤寒要药也。更能清痰、去火、爽神，人所未知。

灯　心

淡，寒，无毒。

主治：五淋；泻肺，治阴⑤；清心火。喉痹，烧灰吹之妙。灰涂乳上，治小儿夜啼。灰入轻粉、麝香，治阴疳。

凡诸热症不犯风邪者，加用之良。

车前子

甘，寒，无毒。常山为使。入汤炒用，为末酒炒。

主治：**利水道**，除湿痹；养肺养肝，一切目疾及心胸烦热；治暑湿泻痢尤神。

---

① 便：指童便。
② 苦寒：《本草纲目》大青作"苦大寒"，小青作"温"。
③ 喉：原字模糊难辨，此据《本草纲目》辨识。
④ 指掌：《本草纲目》作"李象先指掌赋"。
⑤ 阴：《本草纲目》引元素此下有"窍涩不利"四字。

车前子能利小便，而不走真气，与茯苓同功。佐补药以合服食，何病之不利也！为末治痢，常见奇功，不独欧①阳公之见效也。分阴阳者先之②。

青　黛

咸，寒，无毒。

主治：**散热**，惊痫，**天行头痛，寒热**，水研服之；磨敷疮肿、金疮、蛇毒犬咬；小儿疳热，杀虫；泻肝，**散五脏郁火**；**吐血咯血，阴疮斑毒，杀恶虫**；**治湿毒**。

青黛为解毒清热要药，主治病症皆其长技也。予以之治伤寒发狂斑毒、鼻血下血之症，投之屡效，实消斑解热毒灵丹。

大　黄

苦，寒，微毒。入脾、胃、大肠、心、包络五经。黄芩为使，忌冷水，恶干漆。出庄浪③锦纹者佳。

主治：瘀血血闭，癥瘕积聚，留饮宿食，荡涤肠胃，推陈致新，通利水谷，安和五脏；实痰结积，闭胀；平胃下气，利水肿，贴肿毒，治下痢里急腹痛，黄疸，诸火疮。

按：大黄为五经血分之药，病在血者宜之。若居气分误用，便伤生命矣。仲景泻心汤治心气不足，吐血衄血者，脾、胃、肝、心胞邪火有余也，故黄芩救肺，黄连救肝，肝肺之火退而阴血复旧矣。大黄黄连泻心汤治心下痞满，亦泻脾胃湿，非泻心也。病发于阴而反下

① 欧：原作"毆"。《本草纲目·第十六卷·车前》："欧阳公常得暴下病，国医不能治。夫人买市人药一帖，进之而愈。力叩其方，则车前子一味为末，米饮服二钱匕。"

② 分阴阳者先之：含义不甚明了。大意是指用此药必须首先区分证之阴阳。

③ 庄浪：今甘肃庄浪县，在甘肃省中部，东邻华亭，西依静宁。

之，则痞满，乃寒伤营血①，邪气乘虚聚于上焦。胃脘在心，故曰泻心，实泻脾胃也。病发于阳而反下之，则结胸，此热邪陷入血分，亦居上脘，大陷胸用大黄，亦泻脾胃血分之邪也。若结胸在气分，只用小陷胸；痞满在气分，只用半夏泻心汤矣。惟量血分气元虚不虚，虚用之得中，奇效倍常。古人了然于**气血虚实之故**，认得真，用得当，用之故不为奇，奏效时见。其长也，若用奇兵猛将，斩关搴②旗，定祸乱以致太平，以毒攻毒之药也。畏而不用，曾见赋诗可以退虏耶？

牵 牛

苦，寒，有毒。春③去黑皮用。得青木香、干姜良。

主治：下气，水肿，除风毒，利大小便；治痞④癖气块，落胎；泻蛊毒、气壅滞；除气分湿热，三焦壅结；逐痰消饮，通大肠气秘、风秘，杀虫，达命门。

按：牵牛大泄元气，古人禁用。时珍曰：治水气在肺，喘满肿胀，下焦郁遏，腰背胀重及大肠风秘、气秘，卓有殊功。但病在血分及脾胃虚弱而痞满者，则不可用。然而专达右肾命门，走气分，通三焦气滞，逐痰消饮，及精道为湿热壅胀，大小便不通者，此受病不在大肠、膀胱，而在二阴之间也，同茴香、穿山甲诸药，入牵牛加倍则良愈。天真丹⑤同补肾诸药盐水炒用，东垣治脾湿鼓胀。海金沙散⑥亦以牵牛为君，此补泻兼行之妙。未可以性猛而弃绝之。

---

① 寒伤营血：原脱"寒伤""血"三字，据《本草纲目》补。

② 搴（qiān 千）：拔取。

③ 春（chōng 充）：把东西放在石臼或乳钵里杵捣，以退去皮壳，或使破碎。

④ 痞：《本草纲目》引甄权作"痃"。

⑤ 天真丹：见李杲《医学发明·卷七》，方中有牵牛一两。

⑥ 海金沙散：见李杲《医学发明·卷六》，方中有牵牛一两五钱。

紫葳花①

酸，微寒，无毒。入手、足厥阴经。闻之伤脑；花上露水入目昏蒙。

主治：产乳崩中，寒热血闭，肠中结实；产后崩淋；治喉痹热痛，凉血生肌。

按：凌霄花及根，行手、足厥阴血分药，能去血中伏火，凡血热症、产乳崩漏诸疾皆效。

海 藻

苦，咸，寒，无毒。反甘草，随引经药入十二经。

主治：**瘿瘤结核，痈肿**，下十二水肿；疗皮间积聚，疝气卵肿，腹鸣，五膈痰壅症。

海藻咸能润下，又能软坚，寒能泄热，又能引水，故能消瘿瘤、结核、阴癞之坚聚，而除浮肿脚气、留饮痰气之湿热，使邪从小便出，各随引经药而奏效。逐皮间水，消膜外痰之要药也。

昆 布

咸，寒，滑，微毒。

主治：与海藻同功。但昆布下气，久服瘦人，无此疾者不可食。

枳 壳

苦，微寒，无毒。入肺、脾、胃、大肠四经。陈久者佳。

主治：通关节，散结痰，逐水消胀，下气消食。多用②损

---

① 紫葳花：即凌霄花。

② 用：原脱，据《本草纲目》补。

至高之气。瘦胎，消肿。

枳 实

苦，寒，无毒。

主治：**胀满，心下急，痞痛，逆气，胁风痛；解伤寒结胸，上气喘咳；破坚积，去胃中湿热。**

按：枳壳为下气宽胸，上焦泻气要药。枳实功仿佛而性尤猛，有冲墙倒壁之力，滑窍破气之功。但壳性缓而治高，实性急而治下，即陈皮治上，青皮治下之义。然实能定痰，功何止于治下；壳能通大肠、瘦胎，力何止于治上！要之，飞门至魄门皆肺主之，三焦相通，一气分之药而已。二药分之，固不可分，亦何害乎！

石 膏

辛，寒，无毒。入足阳明、手太阴、少阳经气分。鸡子为使，恶莽草、巴豆，畏铁。莹净者佳。火煅或糖拌炒则不妨胃。

主治：**阳明头痛，发热恶寒**，潮热大渴，中风中暑；**胃中结热，解肌止渴**；女劳骨蒸，久嗽烦躁。

石膏为阳明经大寒之药，专治本经中热，发热恶寒，躁热，日晡潮热，肌肉壮热，头疼便浊，引饮自汗之症。仲景用白虎者，此也。无上诸症，切禁用之。有血虚者，形症相似，若误用之，则不可救矣。多服令人小便不禁。惟前阳明症及手少阳三焦皮热症为宜，以其沉阴下降，有肃杀而无生长故也。

滑 石

甘，寒，无毒。入胃、膀胱二经。甘草、石韦为使，恶曾青。白腻者佳。

主治：身热，乳难，癃闭，积聚；分水道，实大肠，化食毒，逐凝血，解燥渴，降心火，疗石淋，**解暑气**。

洁古曰：滑则利窍，不与淡渗药同。好古以小便利者勿用，予以上能利毛腠之窍，下能利精溺之窍，通阃门而利阴阳。解暑要药，故益元散用之。以其能去病为补益，非能补益以去病也，终是走渗之剂。

禹余粮

甘，寒，无毒。牡丹为使，伏五金，制三黄，畏贝母、菖蒲、铁器。入手、足阳明血分。

主治：咳逆，寒热烦满，崩中血闭，癥瘕；骨节疼痛，四肢不仁，大热痔漏；催生，固大肠。

成无己曰：重则去怯。余粮，镇固之剂也，其性涩，故主下焦前后诸病。李知先①诗曰：下焦有病人难会，须用余粮赤石脂。

硝

苦，辛，大寒，有毒。入心、脾二经，大黄为使，恶苦参、苦菜、女莞，畏麦、姜。

主治：**六腑积聚，燥结，留血闭脏**；天行疫痢，伤寒发狂；停痰作痞，肠风痔漏，推陈致新；解诸石药毒，泻一切实热，堕胎利便。

按：硝有七种，惟朴硝力紧，芒硝、英硝、马牙硝力缓，硝石、风化硝、玄明粉缓之又缓也。经云：热淫于内，治以咸寒。古方因之，故用大黄佐之，以软坚下滞。大陷胸、大承气、调胃承气等汤俱用之。然而用芒硝不用朴硝，以芒性清缓而朴性重浊锐利也，实热者

① 李知先：南宋医家，字元象，号双钟处士，陇西（今属甘肃）人。对《伤寒论》颇有研究，尝以歌括形式，撰成《南阳活人书括》三卷行于世。

宜之，虚者禁之。

玄明粉

辛，甘，冷，无毒。朴硝与萝卜煮过，取萝卜上粉是也。

主治：心热烦躁，五脏宿滞癥坚；膈上虚热，消肿毒，明目。

玄明粉性沉而阴，能去胃中实热，荡肠中宿垢，下痰开郁，豁积滞之妙药。大抵用之以代盆消耳。

白　矾

酸，寒，无毒。入肝、肺二经。甘草为使，恶牡蛎，畏麻黄。煅，去火毒用。光明者佳。

主治：寒热泄痢，白沃，阴蚀；诸恶疮癣，清喉痹，除目痛，祛固热，禁泄泻，收脱肛。同皂荚可**吐风痰**，和蜜蜡能**消痈肿**。

白矾为西方之金色，宜入肺；东方之味，味归肝家。其酸苦涌泄，能吐风热痰涎；其酸涩而收，能活诸血痛，脱肛疮毒。其治痰饮泄痢、崩带风眼也，取其收而燥湿也；其治喉痹痛疽、蛇毒蛊伤，取其解毒也。然性太收敛，未可骤用。

绿矾能通肠结，胜于猪胆、蜜箭。

盐麸子释名五倍

酸，咸，微寒，无毒。入肝、肾二经。

主治：**除痰饮**瘴疟，喉中**热结**，喉痹，止渴，解酒毒，天行寒热，**咳嗽**；**生津降火，润肺滋肾，消毒治痢，收汗**，风湿眼病，诸疮。

盐麸子气寒，味酸咸。咸能软而润，故降火化痰解毒；酸能收而涩，故生津润肺止痢。肾主五液，入肺为痰，入脾为涎，入心为汗，入肝为泪，自入为唾，其本皆水也。盐麸五倍先走肾肝，有救水之功，所以痰涎盗汗、风湿之症，皆宜用之。

瓜 蒂

苦，寒，微毒。治太阳、少阳、阳明经病。

主治：大水，身面四肢浮肿，咳逆上气，及食诸果病在腹中，皆**吐下之**。**吐风热痰涎**，风眩头痛，癫①痫喉痹，头目有湿气。

瓜蒂为阳明经除湿热之药，故能引去胸脘痰涎，头目湿气，皮肤水气，黄疸湿热诸证。凡胃弱虚人皆宜禁用。大抵胸中寒冷热痰、实郁烦燥、宿食，并宜用瓜蒂散。

瓜子仁　甘，寒，无毒。

治腹内结聚，为肠胃脾内壅要药。清肺润肠，和中止渴。研末水服，止月事太过。

蚱 蝉

咸，甘，寒，无毒。用蜕壳，汤洗，去土、翅、足，干用。

主治：小儿惊痫夜啼，癫病，寒热；下胞衣，堕胎；杀疳，肠鸣。

蝉脱治**难产**、**惊痫**、壮热；研末一钱，井华水服，治哑病；水煎汁服，除目瘴翳、发疮疼及痒甚良。**皮肤风热，头风眩晕**。

按：蚱蝉煎汁服之，能下胞衣，取其退蜕之义也。蝉脱去翳祛风，其饮风吸露，气甚清虚，故治一切风热皮肤之症。治大人失音、小儿噤风，以其善鸣也。主夜啼者，以其昼鸣而夜息也。

蜣 螂

咸，寒，有毒。畏羊角、羊肉、石膏。入手足阳明、足厥

---

① 癫：原作"癍"，据《本草纲目》改。

阴三经。

主治：**惊痫瘛疭，腹胀，癫疾狂阳**；捣丸安下部，引痔虫，出尽永瘥；和干姜敷恶疮，出箭头；烧末和醋，敷蜂漏；大肠风热；小儿疳蚀；一切痔漏疔肿，骨疽，疬疡风，灸疮出血，鼻息，小儿重舌。

古方为惊痫要药，而今医少用，未知此义耳。及其治箭镞入骨不可移①者，巴豆微炒，同蜣螂捣涂，定痛②发痒，痒极③拔镞，立愈。

白颈蚯蚓

咸，寒，无毒。葱、盐化水用。

主治：蛇瘕，去三虫伏尸，鬼疰蛊毒，杀长虫；疗伤寒伏热狂谬，大腹黄疸；盐化水，天行诸热；葱化水，疗耳聋；炒末，主蛇伤毒；治脚风良；利小便，急慢惊风，历节风，肾脏风注，头风，风热眼赤，木舌喉痹，鼻息聤耳；解蜘蛛毒，蚰蜒入耳；去蛕虫。

白颈蚓熬作屑，去蛔甚效。肾风下注，不可阙。脚风病，用之得奇效。一方以蚓十条，以一条入葱管，捏化水，涂灸十条，入面作饼食，能治痰痫症如神。性寒而下行，故治诸热症，引之下行而利小便，治足疾，通经络也。

穿山甲

咸，微寒，有毒。土炒脆，碎用。入厥阴、阳明经。

主治：除痰疟，风痹强直疼痛，通经脉，下乳汁，**消痈肿，**

---

① 移：原作"缓"，据《本草纲目》改。
② 定痛：据《本草纲目》，当作"痛定"。
③ 极：原作"及"，据《本草纲目》改。

排脓血，通窍，杀虫；疗蚁瘘、痔漏、瘰疬。

穿山甲山可穿，故能通脉走经，达于病处，故为下乳通经要药。凡风湿冷痹，水湿所致，身体强直，不能屈伸，痛不可忍者，于五积散加穿山甲七片，如患在何处即取何处甲用之，其验如神。今外科俱用，以其溃坚散血也。性太走，不可过服。

人中黄

苦，寒，无毒。

主治：天行热狂疾，中毒蕈毒，恶疮；热毒，湿毒，解五脏实热；饭和丸，清痰，消食积，降阴火，劳复食复。年久者弥佳。砂方马子痕①，治小儿疳积如神。

性 平

甘 草

甘，平，无毒。恶远志，反大戟、芫花、甘遂、海藻，忌猪肉。坚实断纹者佳，名粉草。以长流水蘸湿炙之。通手足十二经。

主治：脏腑寒热，坚筋骨，长肌肉，金疮肿毒，解百药百物毒；温中，除胀满；吐肺痿脓血，消五发疮疽；胞毒②，惊痫；缓气养血，补脾润肺。热药得之缓其热，寒药得之缓其寒。理中汤用之，恐其僭上；承气汤用之，恐其速下。头入吐药有功，稍达肾清相火。可上可下，可内可外，可和可缓，可补可

---

① 砂方马子痕：出处及含义不明，待考。
② 胞毒：即胎毒。

泻。能引诸药直达满所①。

按：甘草乃缓中不行之剂。如中满之症，脾受邪也，用之反以助邪。郁结之症，气之缓也，用之益以缓气。惟气虚宜以炙者缓之，气实宜以生者泻之。凡百痛肿，俱宜用生者消之，不可以其无害于病而随手用之也。倘药欲速上速下而用之，奏效遂迟，先宜禁之。

羌独活

苦，甘，平，无毒。入肝、肾、小肠、膀胱四经。

主治：一切风寒湿痹，金疮，奔豚，癫痉，疝瘕；喘逆，肤痒，风毒齿痛，**筋骨挛痛**，头眩目赤，伏梁水气，**诸风掉眩**，颈项强伸；去肾肝风邪；散痈疽败血。

按：羌独活乃一种二品，中国者为独活，西羌者为羌活。但独活色黄气细，治足少阴伏风头痛，两足湿痹，不能行动者，而不治太阳症；羌活色紫气雄，治足太阳风湿相搏，头痛肢节一身尽痛者，却乱反正之君药也。羌活疗水湿游风，独活疗关节伏风。羌活之气清，行气而发散营卫之邪；独活之气浊，行血而温养营卫之气。羌有发表之功，独有助表之力。凡风湿寒暑，痿痹不仁，小无不入，大无不通。既散八风之邪，兼利百节之痛。

升　麻

甘，苦，平，无毒。入肺、脾、胃、大肠四经。坚实者佳。

主治：解百毒，杀精物，辟瘟瘴邪气，蛊毒，中恶腹痛，时气毒疠，喉痛口疮；鬼附，疳蟹，游风肿毒；**阳明头痛**，肺痿吐脓血；**发汗，补脾健胃**；小儿惊痫；热壅牙根，浮烂恶臭，太阳衄䘐，疮家圣药。时珍曰：**消斑疹**，行瘀血，阳陷②，久

---

① 能引诸药直达满所：文义不全。《本草纲目·第十二卷·甘草》："若中满而用生甘草为之泻，能引诸药直至满所。"

② 阳陷：《本草纲目》此下有"眩晕"二字。

泄痢，遗溺带下，崩淋下血。

按：升麻能散阳明风热，升胃中清气，提阳气于至阴之下，去至高至上及皮肤风邪，又引甘温之药上升以补卫实表，又缓带脉之急。元气不足者，用此于阴中升阳。胃虚阳气郁遏者，宜与葛根升散其火郁。若初症太阳症便服升葛汤，必传阳明，反致成害。舍此，则凡老人虚人，气多降而少升，秋冬之令多，春夏之令少，升麻引阳明清气上升，柴胡引厥阴清气上行，岂可少哉。《内经》曰：阴精所奉其人寿，阳精所降其人夭。窥其奥者几人哉！入升麻能解痘毒，惟利于发热时，不利于出痘后。

鼠粘子①

辛，平，无毒。酒拌，蒸熟，焙，捣用。通十二经。

主治：去热毒，风毒，**瘾疹**；咽喉，润肺散气，**消斑疹毒**；治风湿疮疡，利腰膝凝滞。

前主治俱鼠粘实长也，但以之治痘，未发则能发之。太多则能解毒，浆到不可复用，初出时妙药也。

牛　膝

苦，酸，平，无毒。入肝、肾二经。恶龟甲，畏白鲜皮，忌牛肉。川中长肥润者佳。酒浸用。

主治：寒湿痿痹，膝痛拘挛，逐血气，堕胎；男子阴消，女人失溺绝续，益精，填骨髓，除脑痛、腰脊痛，通经血结；排脓止痛，血晕，落死胎；署竹木刺入肉；强筋补肝；五淋溺血，茎中痛，下痢，口齿喉痹，痈肿折伤。

按：牛膝能引诸药下行，下半身筋骨痛风及虚人皆宜用之。酒浸则能补肝肾，生用则能去恶血。入补药则补，佐行药则行。其治腰膝

---

① 鼠粘子：即牛蒡子。

骨痛、阴消失溺、久疟伤中、少气诸证，非补肝肾之功与？其癥瘕、心腹诸痛、痈肿、通经、胎产、淋血诸证，非去恶血之功与？凡一切溺血、淋疾、茎痛，或煎汤、或末酒下，绝妙。

连　翘

苦，平，无毒。入手足少阳、手阳明、少阴经。为十二经疮药中圣剂。

主治：一切外科症；除心肺客热，**散诸经血结气聚，消肿**；脾胃湿热；耳聋如鸣。

按：连翘能泻心经客热、上焦诸热疮热症也，故为圣药。此结者散之之义，热散而毒自解矣。治疮痍者魁之。

常　山①

辛，平，有毒。桔梗、栝楼为使，恶贯众。得乌梅、鲮鲤甲则入肝，得小麦、竹叶则入心，得秫米、麻黄则入肺，得龙骨、附子则入肾，得草果、槟榔则入脾。酒蒸熟用，庶不吐人。

主治：**五脏疟，痰湿**食积，瘴疫鬼神，**诸疟**，去诸邪瘴气，消痞积。

语云：无痰不成疟。非常山不能治疟。常山、蜀漆，逐水痰积，人畏其性烈而不用，不知佐以行血药品，和其恶性，必收十全之功。非常山何以去宿痰老痰？痰不去何以治疟？先观虚实，后原至理，用之则当矣。用恶人制恶人，以蛮夷攻蛮夷，对症之药也。疲兵弱将何以胜虏？《内经》曰：上工能克，中工补泻兼行，下工善补。先驱其邪而后补之，未为晚也。邪未去而一味顾恋元气，邪从何去耶？关门辟贼，吾未见贼之能辟也。

----

① 常山：以下内容实属蜀漆。蜀漆虽为常山之苗，但二者性味毕竟不同。

特以痛快之语，醒讹传之习。

半　夏

辛，平，有毒。入肺、脾、胃二①经。柴胡为使，恶皂荚，畏雄黄、生姜、干姜、秦皮、龟甲，反乌头，忌羊血、海藻、饴糖。姜、矾制。

主治：伤寒心下坚，胸胀咳逆，头眩；心下急痛，时气，痛肿；**消痰开胃，健脾止呕**；形寒饮冷伤肺而咳，燥脾湿，散**郁结痰厥**。

按：半夏体滑、味辛、性温，辛能散，温、滑能润，故行湿②而通大便，利窍而通小便。汪机曰：脾胃湿热，涎化为痰，久则痰火上攻。故脾为生痰之源，肺为贮痰之器。自非半夏燥湿而润肺，曷可治乎？若以贝母代之，则翘首待毙。俗以半夏为燥，虚人禁用，而不知脾虚湿热生痰之症十居其九，肾虚水泛为痰之症十居其一。半夏主脾湿，其功最博也。疑以为燥，湿痰将何以驱之乎？非湿热而用之，诚非所宜；若以为燥而不用，力能燥湿，非其性燥也，惑矣。

射　干

苦，平，有毒。米泔浸一宿，以篁③竹叶煮半日，干用。

主治：咳逆上气，喉痹咽痛；降火散热，**消痰，治疟母，利积痰疝毒，消结核**。

射干属金，有④木与火，行太阴、厥阴积痰，消结核甚捷，治足厥阴湿气如神。孙真人治喉痹，仲景同麻黄治咳逆喉鸣，入鳖甲丸治疟母，苦酒磨消肿毒，总取其能降火也。

---

① 二：应作"三"。
② 湿：原字坏脱，据《本草纲目》补。
③ 篁（jīn 谨）：竹的一种，节密而质坚韧。
④ 有：原作"与"，据《本草纲目》引震亨改。

菟丝子

辛，甘，平，无毒。酒浸炒，杵粉用。薯蓣、松脂为使。

主治：续绝补伤，益气力，肥健人；养肌①强阴，坚筋骨，茎寒精出；腰疼膝冷，尿血虚寒；补肝风虚；去面皯，悦颜色。

菟丝子禀中和凝正阳②气，一茎从树感枝而成，从中春上阳结实，故偏补人卫气，助人筋脉，久服令人光泽，饮啖倍常。

萆　薢

甘，平，无毒。入胃、肝、肾三经。薏苡为使，畏葵根、大黄、前胡、柴胡、牡蛎，忌羊肉。

主治：腰脊痛，**风寒湿痹**；**阴痿失溺**；膀胱宿水；补肾，坚筋骨，益精明目；痔漏坏疮。

杨子建③曰：小便频，茎内痛，必先大腑热闭，水液只就小肠，大腑愈加干竭，甚则身热心躁。因贪酒色，积有腐物，瘀血随虚入于小肠，故痛。不饮酒者，必过食辛热荤腻，又因色伤而然。此便频与淋沥涩痛者不同。宜萆薢一两，水浸少时，盐五钱炒，去盐为末，每服二钱，水一盏，煎八分，和滓服。使水道转入大肠，仍以葱汤频洗谷道，令气得通，则便数痛顿减也。时珍曰：厥阴主筋，属风；阳明主肉，属湿。萆薢去风湿，所以治诸证之属风湿者。夫肾受土邪则水衰，肝挟相火而凌土湿，得萆薢以渗湿，土安其位而水不受侮矣。萆薢、菝葜、土茯苓三物，形虽不同，主治相仿，岂一类数种乎？菝葜，孙

---

① 养肌：原作"善饥"，据《名医别录》改。

② 阳：此下原衍"之"字，据《雷公炮炙论》删。

③ 杨子健：北宋著名妇产科专家。字康侯，号退修，青神县（今属四川省）人。著《十产论》流传甚广；又著《护命方》五卷、《通神论》十四卷，均佚。

真人元旦饮之以辟邪，屠苏酒中亦用之，功与萆薢仿佛。

土茯苓即名土萆薢

甘，淡，平，无毒。

主治：健脾胃，强筋骨，**去风湿，利关节**，止泄泻；治拘挛骨痛，恶疮痈肿；解汞粉、银朱毒，广疮①毒。

土茯苓专于驱湿，故广疮毒药用轻粉，愈而复发，久则肢体拘挛，变为痈漏，延绵岁月，竟致废笃，用土茯苓三两，或加皂荚、牵牛各一钱，水六碗，煎一半，分三服，不数剂多瘥。盖此疾始由毒气干于阳明，加以轻粉燥烈，久而水衰，肝挟相火②来凌脾土。土属湿，主肌肉，湿热郁蓄于肌腠，故发为痈肿，甚则拘挛，《内经》云湿气害人皮肉筋骨是也。土茯苓能去脾湿，湿③去则营卫从而筋脉和，肌肉实而拘挛痈漏愈矣。长于去郁湿，不能去新热，故利于久病而不效于新病。

木 通

辛，平，无毒。入心胞、小肠、膀胱三经。色白而细者佳。

主治：通九窍，去恶虫；脾疸，心烦，出音，治聋，散肿，堕胎；治五淋，**利小便**；**通经下乳**。

木通利小便，与琥珀同功，泻小肠无他药可比。甘淡能助西方秋气下降，专泻气滞。肺受热邪，气化之源绝，则寒水断流，宜此治之。时珍曰：泄火则肺不受邪，能通水道，则湿热皆去。导赤散用之，亦泻南补北、扶西抑东之意。然君火为邪宜用木通，相火为邪宜用泽泻，利水虽同，用各有别。

---

① 广疮：即梅毒，又称杨梅疮。其病自岭南广地传入，故名。
② 相火：原脱，据《本草纲目》补。
③ 湿：原脱，据《本草纲目》补。

蒲 黄

甘，平，无毒。入手、足厥阴二经血分药。

主治：痢血，鼻衄，吐血，尿血，泻血，通经，止崩中；带下，下血堕胎，血晕血癥，儿枕气①痛，排毒疮，止泄精；凉血活血，**止心腹痛**。

蒲黄行心肝血分，故能治血止痛。生则行，熟则止。与五灵脂同用，能治一切心腹痛。许叔微以之治舌胀立验，同干姜为末，掺舌亦效。知此遇症即施，有奇得展矣。

石 斛

甘，平，无毒。入脾、肾二经。陆英为使，恶凝水石、巴豆，畏雷丸、僵蚕。短而实、色如金者良。

主治：除痹补虚，强阴益精，厚肠胃；逐皮肤邪热；壮筋骨，暖水脏，益智清气；治胃中虚热；酒浸酥蒸，服满一镒，永不骨痛。

石斛虽能补益，性缓力微，非久服多服不能取效。深师②云：囊湿③精少，小便余沥者宜加之。

麻 仁

甘，平，无毒。为手阳明、足太阴药也。畏牡蛎、白薇、茯苓。

主治：润五脏，利大便风热结燥，及热淋；通乳，催生难产，润肺调经。

---

① 气：《本草纲目》作"急"。
② 深师：南北朝时宋齐间医家，僧人。曾选录支法存等诸家药方，辑成《僧深药方》三十卷，已佚。
③ 湿：原作"温"，据《本草纲目》引深师改。

麻仁性滑利。阳明病汗多、胃热、便难，三者皆燥，故用以通润。润肠汤以之为君。

阿　魏

辛，平，无毒。安熟铜器中一宿，看铜白如银、不赤者真。

主治：杀虫，**破癥积**，除邪鬼蛊毒；治疟，心腹痛；**解诸样死肉毒**；**消肉积**；辟瘟去冷。

按：阿魏消肉积，杀小虫，解毒辟邪，消癖，治疟痢等症如神。夫消癖之药，复能治疟、痢者何也？疟、痢皆起于积滞，消积而病去矣，何疟、痢之不可治乎？治疟以无根水下，治痢以香连汤下。

苏　木

甘，咸，平，无毒。

主治：**破血催经**，产后血胀闷；**恶露不安**；排脓，**去瘀血**；中风不语，研乳头香①末，以酒煎苏木调服，立吐恶物瘥。

苏木性凉味辛，发散表里风气，与防风同用，能破血调经水，败产后血之要药。

白茯苓

甘，淡，无毒。入肺、膀胱、小肠三经。马蔺为使，恶白敛，畏地榆、雄黄、秦艽、龟甲，忌醋及酸物。去皮。

主治：忧恚惊热，咳逆口干，利小便；痰水，水肿，淋结，伐肾邪，长阴益气，保神；开胃止呕；开心益智，安胎；平火止泄，除虚热。

赤茯苓主破血利水。抱根生者为茯神，止惊安神，解忧怒。

按：茯苓白者入肺、膀胱气分，赤者入心、脾血分。本草言利小

---

① 乳头香：即乳香。

便，伐肾邪；东垣、海藏言便多者能止，涩者能通，同朱砂更能秘真元；丹溪又言阴虚不可用，何哉？夫茯苓淡渗上行，生津滋水之源，而下降利便。洁古谓其阳浮而升，言其性也；东垣谓其阳中之阴，降而下，言其功也。《内经》曰：饮食入胃，游溢精气，上输于肺，通调水道，下输膀胱。则水①之药皆上行而后下降，非直下行也。又云肺气盛则小②便数，虚则小便遗；心虚则少气遗溺，下焦虚则遗溺，胞移热于膀胱则遗溺，厥阴病则遗溺。所谓肺气盛，实热也，实热宜茯苓泻之，故曰小便多者能止也。若心肺俱虚、胞热、厥阴病，皆虚热也，下焦虚热，必肢冷脉迟，法当温补，岂茯苓之可治？故曰阴虚不宜用也。茯苓得坤厚之精，为脾家之要药，体在下，故下行而利便逐水益脾，不伤其液也。茯神抱根而生，有依守之义，故多安神之功。予尝以之治不眠如神，定惊悸更妙。

琥　珀

甘，平，无毒。入心、脾、小肠三经。侧柏水煮半日，有异光，取捣粉用。

主治：安五脏，定魂魄，杀精魅，消瘀血，通五淋；明目摩翳，止心痛，癫邪，产后血枕③痛；止血生肌，合金疮。

按：琥珀有下注之象，得艮止之义，故用以燥脾土有功。脾运化而肺金降，利小便而瘀血下也。若血少者，反致燥急之苦，未可遽用。

---

① 水：《本草纲目》作"知淡渗"三字，义胜。
② 小：原脱，据《本草纲目》补。
③ 血枕：即儿枕，症见小腹中块痛。由产后胞中瘀血未净所致，故又称"血枕"。

蛇　脱①

咸，甘②，无毒。火熬之良，畏磁石及酒。

主治：小儿百廿种惊痫、蛇痫，癫疾瘛疭，弄舌摇头，寒热肠痔，蛊毒；辟恶去风杀虫，退目翳，木舌重舌，解颅，面疮，天胞③，疔肿，漏毒；煮汤洗诸恶虫伤。

蚺蛇即南蛇

甘，温，有小毒。

即柳子厚④《捕蛇者⑤说》云：永州之野产异蛇，黑质白章，可已⑥大风挛踠⑦瘘疠，去死肌，杀三虫。胆能明目凉血，除疳杀虫，失明者含之即复明。

白花蛇⑧即蕲蛇　能治诸风。风善行数变，蛇亦善行数蜕。花蛇食石南，所以透骨搜风，截惊定搐，为**风痹，诸湿，惊搐，癫癣，痛痒，恶疮**及三十六种风要药。取其内走脏腑，外彻皮肤，无处不到也。凡服蛇酒药，切忌见风。

乌蛇即黑花蛇　已大风诸症，与白蛇同功，但乌性善而白性毒耳。其膏，绵裹塞耳，可愈耳聋。

水蛇　可治消渴、烦热、毒痢。

---

① 蛇脱：通称"蛇蜕"。

② 甘：《本草纲目》此下有"平"字。

③ 天胞：即天疱疮。

④ 柳子厚：即柳宗元，字子厚。唐代河东郡（今山西永济县）人，著名杰出诗人、哲学家、儒学家及卓越的政治家。

⑤ 者：原脱，据《本草纲目》补。

⑥ 已：原作"以"，据《本草纲目》及文义改。

⑦ 踠（wǎn 晚）：病名，症见手脚弯曲不能伸直。

⑧ 白花蛇："蛇"字原脱，据《本草纲目》及文理补。

人中白

咸①，平，无毒。

主治：鼻衄，汤火灼疮；传尸热劳，肺痿，心热，羸瘦；降火，消瘀血，诸窍出血，肌肤汗血及咽喉、口齿疳匿诸疮。

按：人中白能泻肝火、三焦膀胱火从小便出，已上诸症皆降火之功也。血症用人中白散，取验如神，力能散血而不聚不逆故也。又方以人中白煅炼秋石，加以阳药，动其邪火，则虚阳妄作，真水愈涸，反成渴症；惟丹田虚冷者宜之，否则不可食也，岂如人中白之温良哉！

人　乳

甘，咸，平，无毒。

主治：补五脏，令人肥白悦泽，疗目赤痛；和雀粪，去目②餐肉。

夫乳汁即血也，上为乳汁，下为月经，故以点眼则甚相宜。而以血补人，血充而色美肥白，何疑之有！

獐　脑

益气力，悦泽人面；治风虚③；杀疥癣诸疮。

---

① 咸：原脱，据《本草纲目》补。
② 目：《新修本草》此下有"赤"字。
③ 风虚：《本草纲目》此二字互乙。

卷之八

杂药部

甘 松

甘，温，无毒。

主治：恶气，卒心腹痛；去气郁。得附子、白芷，去舿黯①、风疳齿虫②、野鸡痔；煎汤淋洗脚气膝浮。

甘松芳香，能开脾郁，少加于脾胃药中，甚醒脾气。

山 柰

辛，温，无毒。

主治：暖中，辟瘴疠，心腹冷痛，寒湿霍乱，风虫牙痛。入合诸香用。

马 兰

辛，平，无毒。

主治：破宿血，养新血；止鼻衄、吐血，合金疮，断血痢，解酒疸，捣涂蛇咬；诸疟，腹痛，痔疮。

按：马兰入阳明血分，故治血与泽兰同功。今人但用以治痔漏，捣涂；肉平则去之，迟则肉反出也。

夏枯草③

土瓜为使，伏汞砂。

---

① 黯（zèng 赠）：面色黑。
② 虫：《本草纲目》引藏器作"蟗"。
③ 夏枯草：此下缺性味项。《本草纲目》："（茎叶）苦、辛，寒，无毒。"

主治：寒热瘰疬，鼠瘘头疮，破癥，散瘿结气，脚肿湿痹；治目痛。

按：夏枯草为补养厥阴血脉之药，故治瘰疬、散结气有功。治目珠疼至夜尤甚者神效。方用枯草二两，香附二两，甘草四钱，为末，每服一钱，茶清调服。下咽则疼减半，四五服良愈。人以草药贱之，未知其功若是美也。

刘寄奴

苦，温，无毒。

主治：**破血**下胀；下血止痛，治产后余疾，止金疮血，极效；水胀，通经，癥结，止霍乱水泻；小儿尿血。

苍耳

甘，温，有小毒。忌猪、马肉。

主治：风头寒痛，风湿，周痹，四肢①拘挛痛，恶肉死肌；肝热，明目；一切风气，填髓，暖腰脚，治瘰疬、疥疮瘙痒。炒香浸酒，去风补益。子、茎、叶同功。

苍耳根中之虫，涂疗拔根，并狂犬咬毒；通顶门连脑，专治妇人血风攻脑，头旋闷地②。史国公方③用之，取其驱风湿而暖下元也。

豨莶

苦，寒，有小毒。

---

① 肢：原作"胀"，据《神农本草经·枲耳实》改。枲（xǐ 洗）耳实，即苍耳子。

② 专治……头旋闷地：此非苍耳根中虫所治，仍是苍耳子之功。文见《本草纲目·第十五卷·枲耳》。

③ 史国公方：即史国公药酒。原方有苍耳子，明·王肯堂《证治准绳》等书无此药。

主治：肝肾风气，四肢麻痹，骨痛膝弱，**风湿诸疮**；捣敷诸蛇虫咬毒。

制豨莶法：五月五日，六月六日，九月九日，采药入甑，层层洒酒与蜜，蒸之晒干，蒸晒九遍，为末丸服。专治麻痹风湿，益下元，强筋骨之妙药也。

芦　根

甘，寒，无毒。

主治：消渴，客热，止小便利；**疗反胃呕逆**、**胃热**、伤寒内热弥良；**孕妇心热**。

笋止渴，解河豚、诸鱼、肉毒。

按：芦根甘能益胃，寒能除火。呕吐者，根汁煎药，服之最效。

淡竹叶

甘，寒，无毒。

主治：烦热，**利小便，清心**；根能堕胎催生。

黄蜀葵

甘，寒，滑，无毒。

主治：小便淋，**催生**，敷久恶疮妙药；消痈肿，油调涂汤火伤；通乳汁。子花同功。

蜀葵性滑，故能催生易产，与冬葵子同功，为产家、疮家要药。

马鞭草

苦，微寒，无毒。伏丹砂、硫黄。

主治：**下部䘌疮**；癥瘕，破血杀虫，久疟，捣汁熬膏，空心酒服一匙；妇人血气腹胀，调经；行血活血，煎汤**洗痔**，捣涂痈肿。

半边莲

辛，平，无毒。

主治：捣汁**涂蛇虺**①**伤**；寒齁②气喘，疟疾寒热，同雄黄各二钱，捣泥，碗内覆之，待色青，以饭丸，盐汤下。

紫花地丁

苦，辛，寒，无毒。

主治：一切**痈疽发背，疔肿**③**，诸风瘰疬，无名肿毒，恶疮**。

见肿消

酸，涩，有微毒。

主治：**痈肿**；**止血如神**；贴狗咬毒。

茼　茹

辛，寒，有小毒。甘草为使，恶麦④门冬。

主治：蚀恶肉、败疮、**死肌**，杀疥，排脓恶血，除大风热气；去热痹，**破癥瘕，除息肉**。

按：《素问》治妇人血枯痛，用乌贼骨、茼茹二物，取其散恶血也。以之治疔肿，何所不效！

大　戟

苦，寒，有小毒。

---

①　虺：原作"虬"，据《本草纲目》改。
②　齁（hōu）：哮喘。
③　肿：原作"瘇"，据《本草纲目》改。
④　麦：原无，据《本草纲目》补。

主治：下**恶血癥**①**块**，通经**堕胎**；治瘾疹风及风毒脚肿，煮水，热淋取愈。

大戟为泄水之药，湿胜者，苦燥除之也。痰涎之为物也，随其流入，无不中病。大戟泄脏腑之水湿，甘遂行经遂之水湿，白芥子散皮里膜外之痰湿，惟善用者能奏奇功。泽漆同之。

甘 遂

苦，寒，有毒。

主治：腹满浮肿，破积，利水谷道，**下五水**，散**膀胱热**，能泻**十二经水疾**，去**痰水**；泻肾经及隧道水②湿，脚气，阴囊肿坠，痰迷，癫痫，噎膈，痞塞。

此药专行水攻决之剂，水结胸中，非此不除。更能泄肾经湿气，治痰之本。但宜中病，不可多服。随续子亦长于利水，功与甘遂相同。

蓖 麻

甘，辛，平，有小毒。油伏丹砂、粉霜。

主治：水癥，水研二十粒服，吐恶沫愈；治**偏风不遂，口眼㖞斜**，失音口噤，**头风耳聋**，舌胀喉痹，齁喘脚气，毒肿丹瘤，疬疡，汤火伤，胎衣不下，子肠挺出，开通关窍经络，止诸痛，消肿，追脓拔毒；涂手足心，能催生。

按：蓖麻仁性走，能下水气，开通诸窍经络，故治偏风失音、口噤㖞斜、头风、七窍诸病；追脓取毒，外科要药，能出有形之滞物。盖鹈鹕油引药入内，蓖麻油拔病出外，故诸膏多用之。时珍治偏风手足不举，用此油同羊脂、麝香、鲮鲤甲等煎作膏，日摩数次，一月余

① 癥：原无，据《本草纲目》补。
② 及隧道水：原作"遂水道"，据《本草纲目》改。

渐复①；内②服搜风化痰养血之剂，两日而康③。贴手臂痛，一夜而愈；气郁头痛，同乳香盐捣燨④太阳穴，一夜痛止。子肠不收，捣仁贴丹田，一夜而上。此药外用，屡奏奇功，但内服不可轻率⑤尔。

藜 芦

辛，寒，有毒。黄连为使，反细辛、芍药、诸参、大黄，畏葱白。

主治：蛊毒，咳逆，泄痢，诸虫，瘘疠，去死肌；治上气，积年脓血泄痢，**吐上膈风痰，风痫**，小儿鮯⑥鮋痰疾。

藜芦，哕逆吐药，即反胃用吐法去痰积之义。常山吐疟疾，瓜丁⑦吐热痰，乌附尖吐湿痰，莱菔子吐气痰，藜芦吐风痰，各从其类也。

木鳖子

苦，辛，有毒。

主治：恶痢，冷漏疮，恶疠风。同大黄、醋煮鸡子七枚，治癖块有效。

漏疮年久，当用木鳖。如不当而用之，为害不浅。

乌 头⑧

辛，温，大毒。射罔⑨：苦，有大毒。

---

① 一月余渐复：原脱，据《本草纲目》补。
② 内：《本草纲目》作"兼"，义长。
③ 两日而康：《本草纲目》作"三月而愈"，当是；本书疑误。
④ 燨：似为"燨"的俗写。燨（xié 斜），原意为烤，引申为贴附。
⑤ 率：原作"卒"，据《本草纲目》改。
⑥ 鮯（hā 哈）：《本草纲目》作"鮌"，音义同。哮喘之声音。
⑦ 瓜丁：即瓜蒂。
⑧ 乌头：据以下内容，此为《本草纲目》所称之"草乌头"。
⑨ 射罔（网）：由草乌头汁煎制而成，性味苦，有大毒。

草乌头、射罔，乃至毒之药，非川乌、附子可制其毒者，自非风顽急疾，不可轻投。《药性》言其益阳补肾①，未可遽也。

凤仙子

微苦，温，有小毒。

主治：**产难，积块，噎膈**，下骨鲠，**透骨通窍**。

其性急，名急性子。能透骨软坚，服之不可着齿。最能碎骨，烹肉下之易烂。

芫　花

苦，温，有毒。决明为使，反甘草。

主治：咳逆，喉鸣咽肿；消痰，**诸水肿**；恶疮，风痹湿；胁痛，及痈肿，杀虫鱼毒。

按：芫花、大戟、甘遂之性，逐水泄湿，能直达水饮窠囊隐僻之处。但可徐徐用之，过剂恐伤元气也。

覆盆子

甘，平，无毒。

主治：补虚续绝，强阴健阳，**补肝明目**；男子填肾坚长，女子暖宫有子；治肺气虚寒。与蓬藟②同功。叶捣汁滴目，可去赤肤③，止泪，湿气出虫如丝。

使君子

甘，温，无毒。

----

① 肾：此字原墨漫难辨，据《本草纲目》引甄权《药性论》辨识。

② 蓬藟（lěi lěi）：藟，同"蘽"。本草名，出《神农本草经》，又名"覆盆"。《本草经集注》云："蓬藟是根名……覆盆是实名。"

③ 赤肤：《本草纲目》作"肤赤"，义同。指目生翳膜赤色者。

主治：**小儿五疳**，小便白浊，**杀虫**疗痢；**健脾胃**，除虚热，治小儿**百病**、**疮癣**。

使君子乃大人小儿杀虫、敛虚热、止泻痢之要药。于月上旬以壳煎汤咽下①。热茶犯之即泻。鄙俚以杀虫至尽，无以消食。譬之树有虫，屋有蚁，国有贼，祸耶福耶？而以为不宜尽也？

旋 花

甘。根辛，温，无毒。制雄黄。

主治：面皯黑色，媚好益气；根主腹中寒热邪气，利小便，轻身；**续筋骨**，**合金疮**；汁治丹、热毒；补劳损，益精气。

旋花专主筋病，可补伤续筋之要药也。

白 敛

苦，平，无毒。代赭为使，反乌头。

主治：诸痈肿毒；痔漏，**金疮扑损**，**生肌止痛**；女子阴痛，带下赤白。根捣敷痈有效。

按：金疮面药方多用之，往往与白及相须而用。

山豆根

甘，寒，无毒。

主治：解诸药毒，消肿，咳嗽，**咽汁解喉痛**如神；治寸白虫，热厥，心头②痛；汁涂秃疮，犬、蛛伤。

络 石

甘，酸，温，无毒。牡丹、杜仲为使，恶铁落，畏贝母、

---

① 于月上旬……咽下：《本草纲目》此上有"凡大人小儿有虫病"句，义长。

② 头：《本草纲目》作"腹"，义长。

菖蒲。

主治：一切痈肿，刀斧伤疮，喉舌肿闭，水浆不下；除邪去惊，养肾，腰髋痛，**坚筋骨，利关节**，久服不老；解蝮蛇疮。

按：络石功主筋骨关节，风热痈肿，变白耐老。又能治白浊，用络石、人参、茯苓各二两，龙骨（煅）一两，为末，米饮空心下二钱。取其水火既济之，而浊阴不下也。

忍冬藤

甘，温，无毒。

主治：寒热，身肿；腹胀，止气下澼；血痢热毒；飞尸遁尸、风尸沉尸、尸疰鬼击，一切**风湿气，诸肿毒痈疽、疥癣、杨梅恶疮，散热解毒**。

花即金银花，能消诸疮恶肿。

按：忍冬治诸痈奇效。古人以治痢、胀、诸尸为要药，今人不知及此，而只治毒疮，今古未可一辄论也。

丁公藤

辛，温，无毒。

主治：**风血**，补衰老，起阳，强腰脚，**除痹**，变白，逐冷气，**排风邪**，煮汁服，冬月浸酒服；汁服又主上气咳嗽，金疮①痛，延年。

按：治诸风，以南藤和诸药熬膏，市之号南藤膏。白花蛇喜食其叶，故治诸风犹捷。

---

① 疮：原脱，据《名医别录·丁公寄》补。丁公寄，即丁公藤；《本草纲目》名"南藤"。

清风藤①

主治：**风疾；风湿流注，历节鹤膝，麻痹瘙痒，损伤疮肿。**入酒药中用。

金星草即凤尾草

苦，寒，无毒。

主治：发背、痈疽、结核，解硫黄、丹石毒，连根半斤，酒五升，银器煎服；解热，通五淋，凉血。

按：金星草性冷，不可多食。止治金石发毒者如神；其忧闷气血凝滞发毒者，非所宜也。

地锦即血见愁

辛，平，无毒。

主治：心气，女子阴疝**血结；通流血脉；痈肿，金刃扑损出血**，研末掺上即**止；血痢、崩带下血，能散血止血**，利小便。

血见愁，金疮刃伤神药，为末掺上即愈。同石兰②、苎根各一两，煎酒十斤，随量饮完，能治淋带如神，永不再发，此秘授也。

白龙须③

主治：**风湿腰腿疼痛，瘫痪㖞斜；**产后血虚胫骨痛，头目昏暗，**腰腿痛不可忍。**惟虚劳瘫痪不可服。

用末，每服一钱，气弱者七分，无灰酒下。避风三日，每

---

① 清风藤：《本草纲目》及诸书均缺性味，惟《本经逢原》云："辛，温，小毒。"

② 石兰：石韦别名。

③ 白龙须：须，原作"鬚"，据《本草纲目》改。此下缺性味项，《本草纲目》作"缺，平无毒"；《滇南本草》作"味苦涩性微温"。

日先服桔梗汤，少顷饮酒二盏，早晚下一服。

苏合香

甘，温，无毒。

主治：辟恶，杀鬼精物，疟蛊、痫痓，去三虫，除邪，令人无梦魇，久服通神明。

按：苏合香气窜，能通诸窍脏腑，其功能辟一切不正之气。

樟　脑

辛，热，无毒。

主治：通关窍，利滞气，治中恶邪气，霍乱心腹痛，寒湿脚气，杀虫。

按：樟脑纯阳，与烟硝同性，水中生火，丹炉烟火家多用之。燥可去湿杀虫，故脚气寒湿、疥癣之类，乃其所长耳。

胡桐泪

咸、苦，大寒，无毒。伏砒石，可为金银焊药。

主治：毒热，风蛊，牙痛疳䘌，瘰疬；咽喉热痛，水磨扫之取涎。多服令人吐。

此古方稀用，为口齿家最要之药。

椿樗 白皮及根皮

苦，温，无毒。

主治：**赤白痢**；得地榆，止疳痢；**血崩**，产后血不止，赤白肠风泻血；赤白浊带，梦遗，燥湿，去肺胃沉积痰。

椿皮乃涩滞燥湿之药，故湿痢、精滑、梦遗为对症之剂。若痢疾滞气未尽者，未可遽用也。樗皮反微痢[1]人，入气分而

————————————

[1]　痢：《本草纲目》作"利"，义胜。

性利，不若椿之可用，不可不辨。

海桐皮

苦，平，无毒。

主治：霍乱，赤白痢，疳蜃，疥癣，牙虫，除目赤①；腰脚不遂，血脉顽②痹，腿膝疼痛；祛风杀虫。

按：古方浸酒，治风躄③肾脏风毒攻刺如神。其方用桐皮二两，牛膝、芎䓖、羌活、地骨皮、五加皮各一两，甘草半两，米仁二两，生地十两，并焙干，以绵包，入酒二斗浸之，一日饮二次。时珍以其行经络，达病所，入血分，去风杀虫。

芜 荑

辛，平，无毒。

主治：**杀三虫，化食**；**逐寸白**，散肠中喘息；积冷，心腹癥痛，除肌肤节中风淫淫如虫行；子宫风虚，小儿疳泻冷痢，得诃子、豆蔻良；和猪脂④涂热疮，和蜜治湿癣，和牛马酪治一切疮。

大风子

辛，热⑤。

主治：**癣**⑥**疥癞，杨梅诸疮，攻毒杀虫**。

大风子有燥痰杀虫劫毒之功，用之外涂，其功不可没也。

---

① 目赤：《本草纲目》作"肤赤"，义近。

② 顽：原作"颈"，据《本草纲目》改。

③ 风躄（jué绝）：病名，腰腿僵硬不能行走。躄，同"蹷"。《说文》："蹷，僵也。"

④ 脂：《本草纲目》作"胆"。疑本书录误。

⑤ 热：《本草纲目》此下有"有毒"二字。

⑥ 癣：《本草纲目》此上有"风"字。

未易服食。

枸　橘

辛，温，无毒。

主治：下痢脓血后重，同草薢等分炒存性，研药调二钱；又治喉瘘，消肿导毒；**善能解酒毒、酒积病**。

鼠李子 即牛李子

苦，凉，微毒。

主治：寒热，瘰疬；水肿，腹胀；下血、碎肉，疝瘕积冷，九蒸酒浸服；捣敷牛马六畜疮中生虫；**痘疮黑陷及疥癣有虫**。

牛李治痘黑陷及出不快，或触秽气黑陷者：九月后采黑熟者，研汁熬膏，瓶收，常令透风。每服一皂子大，桃胶汤化下；隔□①时余再进，自然红活。入麝少许尤妙，用干者为末亦可。

五加皮

辛，温，无毒。远志为使，恶玄参、蛇皮。

主治：心腹疝气，疝疮阴蚀；男子**阴痿，囊下湿**，小便余沥，**女人阴痒**，腰脊**脚疼痹风**②，**五缓虚羸**，补中益精，坚筋骨，强志意；破逐恶风血，四肢不遂，脚软，瘀血皮③湿；中风，骨节挛急，补劳伤；酿酒饮，治风痹拘挛。

五加皮治风湿痿痹，壮筋骨，其功良深。浸酒、造酒俱妙。

木芙蓉

微辛，平，无毒。

---

① □：此字脱，似应作"一"。《本草纲目·第三十六卷·鼠李》："如人行二十里，再进一服，其疮自然红活。"

② 腰脊脚疼痹风：《本草纲目》作"及腰脊痛两脚疼痹风弱"。可参。

③ 皮：《本草纲目》作"痹"，义胜。

主治：清肺凉血，散热解毒，治一切大小痈疽，肿毒，恶疮，消肿排脓止痛。

芙蓉花叶性滑涎粘，其治痈肿珠有神功，名之曰清凉膏、清露散、铁箍散，皆此物也。蜜调围毒，无毒不效。

接骨木

甘，苦，平，无毒。

主治：折伤，续筋骨，除风痹①，可作浴汤；根皮主痰饮，水肿及痎疟，煮汁服之；打伤瘀血，产妇恶血，一切血不行或不止，并煮汁服之。服多当吐下，忌之。

雷 丸

苦，寒，有小毒。芫花为使，恶葛根。

主治：**杀三虫**，逐毒气，胃中热，利丈夫不利女子；作摩膏，除小儿百病，逐邪气，恶风汗出，除皮热结积，诸虫；逐风，癫痫狂走。久服令人阴痿。**杀应声虫。**

雷丸疏男子元气，不疏女子脏气，故曰久服令人阴痿。昔有一人，出语则腹中有小声。道士见之，曰：此应声虫也。读本草至雷丸，不应，顿服数粒而愈。

竹 叶

辛，平，大寒，无毒。

主治：胸中痰热，咳逆上气；吐血，止消渴，压丹石毒；风邪烦热狂闷，中风失音，小儿惊痫天吊；凉心经，缓脾；煎汁漱齿中出血，洗脱肛不收。

竹叶性皆同，仲景惟用淡竹，其功倍于他竹也。

---

① 风痹：《本草纲目》作"风痒龋齿"，可参。

竹 茹

甘，微寒，无毒。

主治：呕哕，温气寒热，吐血崩中；**止肺痿唾血，鼻衄**；伤寒劳复，小儿热痫，妇人胎动。

竹 沥

甘，大寒，无毒。姜汁为使。

主治：暴中风，风痹，胸热烦闷，消渴，劳复；养血**清痰，风痰、虚痰在膈**使人癫狂，**痰在经络四肢皮肤**①**膜外**，非此不达不行；又治子胃风痉，解罔毒。

大凡阴虚风火燥热之痰，宜用竹沥，然非佐姜汁不行。倘风热实痰②，寒湿胃虚、肠滑之人，服之反伤胃气，不可用也。

裈 裆

主治：洗裆汁，解毒箭并**女劳复**；**阴阳易病**，烧灰服之，并取所交女人衣服覆之；主女劳疸及中恶鬼忤。

张仲景之阴阳易病，体重少气，腹急或阴中拘急，热上冲胸，头重不举，眼花，脚拘者，烧裈③散主之。取近阴处者烧灰，日三服，小便即利，阴头微肿则愈。，男用女，女用男，此以导阴气也，童女者尤良。

漆 器

主治：产后血晕，烧烟熏之即苏。又杀诸虫。

---

① 肤：《本草纲目》作"里"，义胜。
② 风热实痰：《本草纲目》无此四字，且不合文理，疑衍。
③ 裈（kūn 昆）：同"裈"。

水　银

辛，寒，有毒。畏磁石、砒霜。

主治：**杀皮肤疥疬诸虫**，杀金银铜锡毒；利水道，去热毒。

古人主用虽多，用之有法，入之疮药中则有效，入之服药中则有毒。妇人服之绝胎，男子服之滞肾缓筋，不可服也。

砒　石

苦，酸，暖，大毒。

砒黄：主疟疾；解热毒，治痰壅；治癖积气。

砒霜：疟家用之，稍多服则吐；治妇人冲心痛，落胎；杀虫，杀人。

按：砒霜杀人，而疮药及治结毒药中用之，以毒攻毒也。然以性命为尝试，何可哉！

无名异

甘，平，无毒。

主治：调血行气，**止痛生肌，去腐杖疮、金疮、折挫扑伤妙药**。

按：此药能止痛生肌，外科要药。拔跌伤瘀血，能推陈致新，闪肭①折挫。行滞而调营，金疮能使之不腐，杖疮能使之去瘀而转红色。用之须为细末，糖酒调下。

---

① 闪肭（niù）：闪，当作"闪"，指肌肉扭伤。肭，肢体扭伤不能舒伸。本作"朒"，音义同，因传写之误乃作"肭"。《康熙字典》："按朒，《说文》作肭，非，当从肉。"

卷之九

谷 部

粳 米

甘，苦，平，无毒。

主治：益气止烦，泄利，壮筋骨，通血脉，和五脏，补益肠胃；合芡实煮粥食，益精强志，耳目聪明；煮汁开乳。

按：粳有早、中、晚三等，以白晚米十月中收者为佳。各处所产种类甚多，气味不无少异，而亦不大相远也。天生五谷所以养人，得则生，失则死。得天地中和之气，同造化生育之功，天地间至宝也。赤者益脾，而白者益胃。张仲景白虎汤用之入肺，以味甘入阳明经，色白为西方之象，而气寒入手太阴也。少阴证桃花汤用之以补正气，竹叶石膏汤用之以益不足。

糯 米

苦，甘，温，无毒。

主治：温中，令人多热，大便坚；益气止泄；暖脾胃，止虚寒泄痢，缩小便，收自汗，发痘疮；行营卫中血①，解芫青、班蝥毒。

糯米性温，酿酒则热，熬饧尤甚，故脾肺虚寒冷泄及小便数者宜之。若素有痰热风病，及脾病不能输，食之最能发病成积。

籼 米

甘，温，无毒。

---

① 血：《本草纲目》此下有"积"字。

主温中益气，养胃和脾，除湿止泄①。

黍米

甘，温，无毒。

主益气补中；久食令人多热烦；烧灰和油，涂杖疮；嚼浓汁，涂小儿鹅口疮。

黍米，肺之谷也，肺病者宜食之。能益气，以其象火，为南方之谷。性最粘滞，与糯米同。其气温暖，故功能补肺，而多食则烦热、缓筋骨也。

粟米 即小米

咸，微寒，无毒。

主治：养肾气，去脾胃热，益气。

陈者苦寒，治胃热消渴，利小便，止痢，压丹石毒，解小麦毒；为粉和水滤汁，解诸毒，治霍乱及转筋入腹，又治卒鬼打。同杏仁服，令人吐泄。

陈粟米三五年者，尤解烦闷。味咸、淡，气寒下渗，肾之谷也，肾病宜食之。能降胃火，故脾胃虚热，消渴②泄痢者宜之。

秫米 即黄米

甘，微寒，无毒。

主治：寒热，利大肠，疗漆疮；治筋骨挛急，杀疮疥毒热；治肺疟，及阳盛阴虚不得眠，及食鹅鸭成癥，妊娠下黄汁。

秫者，肺之谷也，肺病皮作寒热，故能去寒热，利大肠也。

---

① 止泄：此二字原坏难辨，据《本草纲目》辨识。
② 渴：原作"浊"，文义不属，据《本草纲目》改。

《千金》治肺疟，以取其抑阳而助阴也。有人食鸭成癥，以此研粉调水服之，须臾烦躁，吐出一鸭雏而愈。

黄粱米

甘，平，无毒。

主治：益气，和中，止泄；去客风顽痹；止霍乱下痢，利小便，除烦热。

按：青粱、白粱，性皆微凉，独黄粱甘平，得土气之中和，比他谷最益脾胃。

白粱米

甘，微寒，无毒。

主治：除热，益气；除胸膈中客热，移五脏气，缓筋骨；胃虚呕吐食水者，以米汁二合，姜汁一合，和服之佳；炊饭食之，和中止渴。

青粱米

甘，微寒，无毒。

主治：胃痹，热中消渴；止泄痢，利小便，益气补中；健脾，治泄精。

青米醋浸三日，百蒸百暴①，裹藏远行，一食可度数日。其谷穗有毛，微青而细，早熟少收。夏月食之极凉，但味涩色恶，不如黄、白粱，而人少种。

稷 米

甘，寒，无毒。

---

① 暴（pù 瀑）：日晒。又同"曝"。

主治：益气，补不足；治热，解苦瓠毒。多食①发冷病。不可与附子同服。

胡 麻

甘，平，无毒。

主治：伤中虚羸，补五内，益气力，长肌肉，填髓脑；坚筋骨，明耳目，止金疮痛，虚热羸困；养五脏，补肺气，止心惊，利大小肠，逐风湿游风，催生落胞；妇人阴疮大妙。

白油麻

甘，大寒，无毒。

主治：虚劳，滑肠胃，行风气，通血脉，去头风，润肌肉；仙方蒸以辟谷。

胡麻取油以白者为胜，服食以黑者为良。白治肺气，润五脏；黑通肾经，润肾燥，调虚填髓之妙品也。赤脂麻油②汤，可解痘毒变黑。追③世俱罕用，而不知其百病可治。服食更良，仙家作胡麻饭，所以长年悦色也。

浮 麦

甘，咸，寒，无毒。

主治：益气除热，止自汗盗汗，骨蒸虚热，妇人劳热。

麦麸 醋炒，罨贴伤折瘀，风湿气，止痛散血绝妙。

麸之止汗不如浮麦，然身痛及疮疡肿烂，小儿暑月出痘溃烂，不可着席，用夹被盛麸卧上，性凉而软，妙法也。

---

① 多食：《本草纲目》引孟诜作"不与瓠子同食"。
② 油：文义不属，据《本草纲目》引钱乙百祥丸，当作"煎"。
③ 追：文义不属，似为"近"之形误。

小　麦

甘，微寒，无毒。

主治：除客热，止烦渴咽燥，利小便，养肝气，止漏血、唾血；养心气，心病宜之；陈者浮者煮汤，可止虚汗。

按：《素问》与孙思邈皆言小麦属心，考其功除烦止渴，收汗，利溲，止血，皆心病也。《别录》言养肝气者，非矣。不利与菜同食，而利与萝卜同食。

面　筋

甘，凉，无毒。

主治：解热和中，劳热；宽中益气。有病勿食。

愚以东南地气卑湿，麦面甚能助湿。北人禀厚地燥，宜其常食而不病也。湿土司天运气加临之时，不宜食之。

大　麦

咸，甘，温、微寒，无毒。

主治：消渴除热，益气调中；补虚美颜，实五脏，消谷食，止泄；平胃，去胀满；久食发不白；宽胸下气，凉血，消积进食。又云，久食令人多热。

大麦，性平凉滑。有人患缠喉风，食不能下，作稀糊咽下，以助胃气。久食能生热病，人所未知。磨面作酱，甚甘美。

矿　麦

甘，微寒，无毒。出凉州，比大麦皮厚、色青者。

主治：轻身，除热。久服多力健行；温中消食。

荞　麦

甘，平，寒，无毒。

主治：实肠胃，益气力，续精神，去五脏滓秽；饭解丹石毒；醋调粉涂诸热疮；降气宽胸，磨积，消热肿风痛，浊带，脾积泄泻；以沙糖水调面①二钱服，治痢疾；炒焦热水冲服，治绞肠沙②痛。

按：荞麦能炼肠胃滓滞，而治浊带、泄痢、腹痛、上气之疾③，气盛有湿热者宜之。若脾胃虚寒者④，有遗⑤脱元气而而落须眉，非所宜也。

黑大豆

甘，平，无毒。生温，熟寒。恶五参、龙胆，得前胡、乌喙⑥、杏仁、牡蛎、诸胆汁良。

主治：逐水胀，除胃热，淋露下血，散五脏结积内寒，除痹去肿，宽胀消谷；制金石毒，矾、砒、甘遂、天雄、附子、射罔、巴豆、芫⑦青、斑蝥、百药及蛊毒；生研消肿毒，汁饮杀鬼毒；炒⑧黑热投酒饮，治风痹、诸风症；生吞半两，去心胸烦热，明目镇心；女人阴肿，以绵纳之；治肾病，利水下气相宜。

黑豆色配肾水，入盐煮食，能补肾益阳。为肾之谷，故能治水消肿下气，制风热而活血解毒也。解毒同甘草更验。久食

---

① 面：《本草纲目》作"炒面"。
② 沙：借作"痧"。
③ 疾：原作"痰"，据《本草纲目》改。
④ 者：《本草纲目》此下有"食之"二字，义长，当从。
⑤ 有遗：《本草纲目》作"则大"，义胜。
⑥ 乌喙：乌头有两歧相合，如乌之喙者，名曰乌喙。喙，原作"啄"，据《本草纲目》改。
⑦ 芫：原脱，据《本草纲目》补。
⑧ 炒：原作"抄"，据《本草纲目》改。

体重，久久如故。仙家以此辟谷度饥也。

大　豆①

甘，温，无毒。

主治：宽中下气，利大肠，消水胀肿毒。研末熟水和，涂痘后痈。

黄豆生温，炒熟微毒，多食壅气，生痰动嗽，发面黄疮疥，仅可作腐造酱用耳。

赤小豆

甘，酸，平，无毒。

主治：下水，消热毒，排脓血；止泄，利小便，去胀满，除消渴；下乳汁；解小麦毒；久服虚人，令枯瘦；和鲤鱼煮食，甚治脚气水肿；和桑皮煮食，去湿气痹肿；和通草煮，则下气；以袋盛此豆，朝夕践踏辗转，久之可愈脚气。

按：赤②乃心之谷也，其性下行，通乎小肠，入阴分治有形之积，故行津液，利小便，消胀除肿，止吐治痢，肠澼寒热，消肿毒，散血，而通乳难产等症，皆有形之症也。渗泄之谷久食，故消瘦耳。

绿　豆

甘，寒，无毒。用之宜连皮。

主治：消肿下气，解毒除热；汁解丹毒烦热；厚肠胃，明目，治头风痛，吐逆；行十二经脉，去浮风，润皮肤；煮汁止消渴；解一切药草、牛马、金石诸毒；治痘毒神效。

绿豆最能解毒。有人服附子酒，头肿唇裂血流，急求绿豆、

---

① 大豆：《本草纲目》正名"黄大豆"。
② 赤：此下宜有"小豆"二字。

黑豆各数合，嚼食乃效，故解诸毒如神。

粉

甘，凉，平，无毒。

主治：解诸热，益气，解酒食诸毒，治发背痈疽，疮肿①，汤火伤灼；痘疮不结痂湿烂，干扑之良；霍乱转筋，药毒死心头尚温者，新汲水调灌良。

豆粉消肿之功虽同赤小豆，而压热解毒之力过之，且无久服枯人之忌。《外科精要》内托散，一日进十数服，可免毒气内攻。与乳香同服，即护心散。

白　豆

甘，平，无毒。

主治：补五脏，调中；暖肠胃；肾之谷，肾病宜之。

豌　豆

甘，平，无毒。

主治：调营卫，益中平气。多食发气痰。

豌豆属土，故病多系脾胃。元时同羊肉煮食，以其补中益气，本草见遗缺矣。

蚕　豆

甘，微辛②，平，无毒。

主治：快胃，和脏腑。

一女子吞针入腹，蚕豆同韭菜食之，针自大便同出，可知其能利脏腑也。

---

① 疮肿：原作"肠毒"，据《本草纲目》改。
② 辛：原脱，据《本草纲目》补。

壳晒干烧灰，涂天泡疮神效。

豇 豆

甘，咸，平，无毒。

主治：理中益气，补肾健胃，和五脏，调营卫，生精，止渴，吐逆泄痢，小便数；解鼠莽毒；专治水肿。

豇豆两两并垂，有习坎之义。豆子微曲，如人肾形，为肾谷也，每日盐汤食之良。

刀 豆

甘，平，无毒。

主温中下气，和①肠胃，止呃逆，益肾补元。

按：病后呃逆，声闻邻家，取刀豆子烧存性，白汤调二钱服，即止，取其下气归元，故逆即止也。

豆 腐

甘，咸，寒，有小毒。

主宽中益气，和脾胃，去胃火，消胀满，下大肠浊气；清热散血。

饴糖 又名饧。糖之清而软者曰饴，硬如锡曰饧，如饧而浊者曰餔惟糯米作者入药，别粟造服食②。入太阴经，多食伤脾。

甘，温，无毒。

主治：补虚乏，止渴，去血；润肺止嗽；健脾补中，治吐血；打损瘀血，熬焦酒服；入蔓青、薤汁中煮一沸，顿服，治

---

① 和：《本草纲目》作"利"，似是。

② 惟糯米……服食：《本草纲目》引韩保升曰："惟以糯米作者入药，粟米者次之，余但可食耳。"与此略异。

伤寒大毒；和胃，和药；解附子、草乌头毒。

成无己曰：脾欲缓，急食甘以缓之。胶饴甘以缓中也，所以补脾不足，为脾经气分药，建中汤多用之。

酱

咸，冷利，无毒。

主治：除热，止烦满，杀百药及火伤毒；杀一切蛇虫及鱼菜诸肉毒；中砒，调水服即解。

醋

酸，苦，温，无毒。

主治：消痈肿，散水气，杀邪毒；理诸药，消毒；产后血晕及癥块坚积，消食，破结，心中酸水，痰饮；杀一切鱼肉菜毒；磨青木香止卒心痛、血气痛，浸黄柏含之治口疮，调大黄涂肿毒，煎生大黄服治疟癖甚良；散瘀血，治黄疸、黄汗。惟米醋为良。

酒①

甘，辛，大热，微毒。

主治：行药势，杀百邪恶毒气；通血脉，厚肠胃，润皮肤，散湿，消忧发怒，宣言畅意；养脾扶肝，除风下气；解马肉、桐油毒。

夫海可寒凝，惟酒不冰，非性热而何？多饮则神昏体软，非毒而何？但宜温饮，可以养胃；不宜热饮，反以伤肺。人知不宜饮空心酒，而不知夜饮太过，热气伤心，停于脾胃，留湿

---

① 酒：以下内容，《本草纲目》在"米酒"目下。

生疮，助火动欲，因而致狂①。药之害人也，可耽嗜哉！

菜 部

韭

辛，酸，温，涩，无毒。

主治：归肾壮阳，止泄精，暖腰膝；盐②、醋空心吃③，治胸膈噎④气；吐唾衄尿等血，行经去伤；和⑤童便饮之，能消胃脘瘀血，甚效；熏产妇血晕，洗肠痔脱肛。

按：韭，为足厥阴肝之菜也。《素问》言心病者宜食韭，本草言归肾。总心为肝子，肾为肝母，虚补母而子实，则心并受其益矣。故心痛、胃脘痛者，其汁宜之。

韭子　补肝及命门，治小便频数、遗尿，女子白淫、白带。又云：韭子同龙骨、桑螵蛸主漏精、补中。入棘刺诸丸，可治漏精。

葱

辛，平⑥；叶温，根须平⑦，并无毒。

主治：伤寒头痛，寒热中风，面目浮肿，能出汗；除肝邪，和⑧五脏；霍乱转筋，奔豚，脚气，目眩，心迷；通关节，止

---

① 助火动欲因而致狂：《本草纲目》引汪颖作"动火助欲因而致病者多矣"。

② 盐：《本草纲目》引孟诜此上有"炸熟"二字。

③ 吃：《本草纲目》引孟诜此下有"十顿"二字。

④ 噎：《本草纲目》引孟诜作"喧"。

⑤ 和：原作"利"，据《本草纲目》引震亨改。

⑥ 辛平：此为葱茎白之性味。

⑦ 平：原脱，据《本草纲目》补。

⑧ 和：《名医别录》作"利"。

衄血，利大小便；治阳明下痢、下血；除风湿身痛麻痹，虫痛①，阳脱，阴毒②，妊娠溺血；杀一切鱼肉毒。

葱茎白，气厚味薄，升也，入手太阴、足阳明经，专主发散，以通上下阳明。故治伤寒头痛如破，用连须葱白；少阴病下利清谷，里寒外热，厥逆脉微，白通汤用之；面色赤者，四逆汤加之。其外实中空，肺之菜也，肺病宜之。故所治症多属太阴阳明，取其发散通气之功也。及能解毒、理血症者，气为血之帅，气通而血自活矣。金疮磕损，和捣涂之。

薤

辛，苦，温，滑，无毒。入手阳明经。同牛肉食，令人作癥瘕。白者补益，赤者疗金疮。

主治：归肾③，除寒热，去水气；止久痢，冷泻，下重，泄下焦阳明气滞；散血，安胎；心病宜之，利产妇；治赤白带下，骨鲠；助阳道。

薤性温补，白者④最佳。长服可通神安魄，益气，续筋骨，仙方食服⑤须之。叶治肺气喘急，取其滑滞⑥意。

蒜

辛，温，有小毒。

主治：霍乱，腹中不安，消谷，理胃温中，除邪痹毒气；下气，治蛊，敷蛇虫、沙虱疮；涂疔肿甚良。

---

① 虫痛：《本草纲目》作"虫积心痛"。
② 阴毒：《本草纲目》作"阴毒腹痛"。
③ 肾：《名医别录》作"骨"。
④ 白者：薤之白者，即通称"薤白"。
⑤ 食服：《本草纲目》作"服食"，为正；本书误倒。
⑥ 滞：《本草衍义》作"泄"，为是，本书误录。

叶主心烦痛，解诸毒，小儿丹疹。

蒜切板，隔火艾灸毒绝妙。

按：李道念食白瀹①鸡子过多，取蒜一升煮食，吐如鸡雏，涎裹而出，凡二十枚而愈。华佗治噎，食不得下，饮汁二升，吐一蛇。有②头面上有光，手近之如火炽者，此中蛊也，蒜汁半两，和酒饮之，吐蛇状而愈。然不可多食，多食则损肝昏目，助火伤肺，迷神代性③之物也。

菘 菜

甘，温，无毒。

主治：通利肠胃，除胸烦、酒渴；消食下气，治瘴气，止热；和中，利大小便。

芥 菜

辛，温，无毒。

主治：归鼻，除肾经邪气，利九窍，明耳目，安中，久食温中；止嗽上气，除冷气；通肺豁痰，利膈开胃。

芥性辛热而散，故能通肺开胃，利④气豁痰。久食积湿成痰⑤，辛散真元，肝木受病，昏目发疮，可暂而不可久食也。入药须用白芥子，能去皮里膜外之痰。青芥子止堪作酱，入醋为爽口之物。

莱菔即萝卜

根辛、甘，叶辛、苦，温，无毒。多食莱菔动气，姜能制

---

① 白瀹：清水煮。
② 有：《本草纲目》作"人"；其上有"又夏子益奇疾方云"八字。
③ 迷神代性：《本草纲目》有"昏神伐性"语，则"代"当作"伐"。
④ 利：原作"和"，据《本草纲目》改。
⑤ 积湿成痰：似误，据《本草纲目》，当作"积温成热"。

之。又伏硇砂。

主治：下气，消谷和中，祛痰癖；生食止渴；行风气，去
邪热；肺痿吐血，补劳瘦；同诸肉煮食俱补；煎汤治①脚气，
饮汁治下痢及失音，捣汁涂打扑汤火良。

莱菔功同芜菁②，然力猛更出其右。最解面食毒，消食最
捷之物。生则噫气，熟则泄气③。多服渗血，少食宽中，并解
久食腐毒。

生　姜

辛，温，无毒。要热则去皮，要冷则留皮。秦椒为使，杀
半夏、莨菪毒，恶黄芩、连、天鼠粪。秋季忌食，虑来春发
目疾。

主治：去臭气，通神明；除风邪寒热，伤寒头痛鼻塞，咳
逆上气，止呕吐，去痰下气；疗水止嗽，逐冷热呕；下一切结
实，杀长虫，益脾胃；生用发散，熟用和中；解菌、蕈、野禽
诸毒；和黄明胶熬，贴风湿痛甚妙。

生姜之用有四：制半夏、厚朴毒；外散风寒；同枣肉，辛
温益脾胃，温中去湿；与芍药，温经散寒。思邈曰：姜为呕家
圣药，辛以散之也。胃与肺系同行，故能入肺而开胃口也。

胡　荽

辛，温，无毒。

主治：消谷，治五脏，补不足，利大小肠，通小腹气；疗

---

① 治：《本草纲目》作“洗”。
② 菁：原作“青”，据《本草纲目》引苏颂改。
③ 生则噫气熟则泄气：《本草纲目》作“生则升气熟则降气”，义相
近。

沙疹、豌豆疮不出，作酒饮之立出；通心窍；补筋脉，治肠风，用热饼裹食甚良；辟飞尸，鬼疰，蛊毒；辟鱼肉毒。

时珍曰：胡荽辛温香窜，可通心脾，外达四肢，能辟一切不正之气，故痘出不快者能发之。诸疮皆属火，血摄于脾心，脾得芳香则运行，得臭恶则壅滞，故用胡荽香以宣之，以酒饮之，以辟恶气；床帐上下左右，皆宜挂之，以御汗气也。

萝 卜①

甘，平②，微温，无毒。

主治：下气补中，利胸膈肠胃，安五脏，令人健食，有益无损。子治久痢。

茴香子

辛，平，无毒。

主治：诸瘘，霍乱；膀胱胃间冷气及育肠气③，调中止痛，呕吐；干湿脚气，肾劳，癫疝阴疼，开胃下气④；补肾，暖丹田。

按：茴香膀胱药，以其先丙，故曰小肠，能润丙燥；以其先戊，故从丙至壬⑤，又手足少阴之药，以开上下经之通道，所以壬与丙交也。时珍曰：小茴香性平，理气开胃。夏月祛蝇辟臭，食料宜之。

大茴香性热，多食伤目发疮，不宜过用。入盐引肾，去肾邪，而疝气良效。

---

① 萝卜：《本草纲目》正名"胡萝卜"。此用其根。
② 平：《本草纲目》作"辛"。
③ 育肠气：育肠，《本草纲目》又称女子育肠，即子肠或子宫。育肠气，女子疝气的一种。
④ 气：《本草纲目》引《大明》作"食"。
⑤ 壬：原脱，据《汤液本草》补。

菠菜

甘，冷，滑，无毒。多食令人脚弱，发腰痛，动冷气。取汁炼霜，制砒汞，服雌黄、硫黄。

主治：利五脏，通肠胃热，解酒毒，服丹石人食之①；通血脉，开胸膈，下气调中，止渴润燥。根尤良。

北人食肉、面，食之即平。南人食鱼鳖、水米，食之即冷大小肠。《儒门事亲》云：久病大便涩滞及痔痛之人，常宜食菠、葵菜之类，滑以养窍，自然通利。

苋菜

甘，冷利，无毒。

主治：白苋补气除热，通九窍。赤苋主赤痢、射工、沙虱。紫苋杀虫毒，治气痢。六苋并利大肠，治初痢、滑胎。

闻得五月五日收苋菜，和马齿苋为细末，等分，妊娠常服，令其易产。

马齿苋散血消肿尤神，故内能下胎，外能涂毒。

莴苣菜

苦，冷，微毒。久服昏目。患冷人不宜食。

主利五②脏，通胸膈③，功同白苣；利益④，坚筋骨，去口气，白齿牙，明眼目；通乳汁，利小便，杀虫蛇毒。

---

① 之：《本草纲目》引孟诜此下有"佳"字，义长。

② 利五：原作"和"，据《本草纲目》引藏器改。

③ 通胸膈：《本草纲目》引藏器作"通经脉开胸膈"，义长。胸，原作"冒"，据《本草纲目》引藏器改。

④ 益：《本草纲目》引宁原作"气"，义胜。

芋

辛，平，滑，有小毒。多食动宿冷难消，滞气困脾。

主治：宽肠胃，充肌肤，滑口①；产妇食之破血，饮汁止血渴；破宿血，去死肌；和鱼煮甚下气，补中补虚。和姜同煮妙。

土 芋

甘，辛，寒，有小毒。南人名香芋，北人名土豆。

主治：解诸药毒，生研水服，当出恶物便止；煮熟食之，甘美不饥，厚人肠胃，去热嗽。

竹 笋

甘，微寒，无毒。同羊肝食，目盲。

主治：消渴，利水道，益气，可久食；利膈下气，化热消痰，爽胃。

茄 子

甘，寒，无毒。

主治：寒热，五脏劳；醋摩，敷肿毒；老裂者烧灰，治乳裂②；散血止痛，消肿宽肠。

茄性寒利，多食必腹痛下利，女子能伤子宫也。秋③后食损目。

蒂 烧灰，米饮服二钱，治肠风下血、血痔；烧灰治口齿疮䘌；生切蘸硫、附末擦癜风，白癜用白茄，紫癜用紫茄。

---

① 口：《名医别录》作"中"，疑本书刻误。
② 裂：原作"节"，文义不属，据《本草纲目》引震亨改。
③ 秋：原字坏脱，据《本草纲目》引李鹏飞补。

壶 芦

瓠：苦①，平，滑，无毒。

主消渴，利水道，润心肺，治石淋，消热。多食发吐泻。

苦败瓢

苦，平，无毒。

主消胀，杀虫，痔漏下血，崩中，带下赤白。

冬 瓜

甘，微寒，无毒。

主小腹之胀，利小便，止渴；消热毒痈肿。

冬瓜，性走而急。寇氏以其分散热毒，削片置疮上，热则易之，最佳，取其走而性急也。久病阴虚者忌之。久食瘦人。不可冷食，时人谓之暖腹，谬矣！功能压丹石毒。

南 瓜

甘，温，无毒。

主治：补中益气。多食发脚气黄疸。同羊肉食，令人气壅。

黄 瓜②

甘，寒③，有小毒。

主治：清热解渴，利水道。多食动寒热，多疟病，百病可发。天行病后不可食之。凡食不可多用醋。

---

① 苦：《本草纲目》作"甘"。
② 黄瓜：《本草纲目》正名"胡瓜"。
③ 寒：原作"温"，据《本草纲目》改。

丝 瓜

甘，微寒①，无毒。

主治：痘疮不快，枯者烧灰存性，入朱砂末，蜜水调服，甚妙；煮食，除热利肠；暖胃补阳，固气和胎；烧②存性服，去风化痰，凉血解毒，杀虫，通经络，行血脉，治大小便下血，痔漏崩中，黄积，疝痛卵肿，一切肿毒，痘疹，胎毒。叶用掺癣，治疳疔，卵癞。

石花菜

甘，咸，寒，滑，无毒。

主治：去上焦浮热，发下部虚寒。

鹿角菜

甘，大寒，滑，无毒。

主治：下热风气，疗小儿骨蒸劳热，下丹石力；解面热毒。

木 耳

甘，平，有小毒。古槐、桑树上者良，柘木耳次之；其余多动风气，发痼疾，不可食。赤色及仰生者并不宜食。

主治：益气不饥，轻身强志；断谷，治痔。

香 蕈③

甘，平，无毒。

主治：益气不饥，治风破血。

---

① 微寒：《本草纲目》作"平"。
② 烧：《本草纲目》此上有"老者"二字。
③ 香蕈（xùn 讯）：即香菇。蕈，高等菌类，有的有毒，有的无毒。无毒则可食或入药。

松蕈治溲浊不禁，食之有效。

水 芹

甘，平，无毒。

主治：能益气血，养精神；消烦渴，除黄疸，崩带。须洗净食之，恐有蛇虫子在上。

芸薹①

主治：破癥瘕，通结血；除丹肿、乳痈疮。多食发病，生虫损阳。

茵②

甘，温，无毒。

主治：开胃止泻，益神魂。

果 部

李

苦，酸，微温，无毒。

主治：曝食去痼热，调中；去骨蒸热；肝病宜食之。子治面䵟黑子。

杏

酸，热，有小毒。生食多，伤筋骨。凡小儿多食，致疮痈、肠③热。

---

① 芸薹（tái 台）：即油菜。此下缺性味项。《本草纲目》云："（茎叶）辛，温，无毒。"
② 茵：此药不见诸本草，未知何物，待考。
③ 肠：《本草纲目》作"膈"。

主治：曝脯食，止渴，去冷热毒。心之果，心病宜食之。

梅

酸，平，无毒。

主治：爽神开胃。多食损肝，软齿，伤筋，发膈上痰热。

乌 梅

酸，涩。

敛肺涩肠，止久嗽泻痢，反胃吐痢；杀虫，解鱼、马①、硫黄毒。

桃

辛，酸，甘，热，微毒。

多食膨胀、发热。作脯食，益颜色；肺之果，肺病宜食。

仁、毛俱破血。过冬不落、中实者，名桃枭。

栗

咸，温，无毒。

主治：益气，厚肠胃，补肾气，耐饥；生食，治腰脚不遂；疗筋骨断碎，肿痛瘀血，生嚼涂之有效。

小儿不可多食，生泽难化，熟则滞气，膈食生虫，往往致病。肾之果也，肾病宜食之，能起腰脚软弱。

生 枣

甘，辛，热，无毒。

多食令人寒热，肌②羸瘦者不可食。思邈曰：多食令人热渴，膨胀，动脏腑，损脾元，助湿热。惟干枣可以补脾，入

---

① 马：《本草纲目》此下有"汗"字，为是；本书脱。

② 肌：《本草纲目》作"凡"，义胜。

药用。

梨

甘，微酸，寒，无毒。多食令人寒中萎困。金疮、乳妇、血瘀者，尤不可食。

主治：热嗽，止渴；伤寒烦热，利大小便；止心烦、气喘、热狂，吐风痰；胸中痞塞、卒暗风不语者，捣汁频服。时珍谓润肺凉心，消痰降火，解疮、酒毒。

梨，多食则动脾，少食可也①。惟病酒烦渴者宜之；痰火亦用。

柿

红②甘，寒，涩，无毒。性冷，多食腹痛，更能引痰。同蟹食，作泻血昏③，木香解之。

主治：通耳鼻气，治肠澼④不足，解酒毒，除胃热，止口干。藏器言：饮酒食红柿，令人易醉，或心痛欲死。《别录》言解酒毒，误矣。余谓此总可无食。

白柿　甘，平，涩，无毒。火熏者性热。

主治：补虚，消宿血，涩肠，健脾胃；消痰止渴，润心肺热嗽；治吐血、咯血、血淋、痔漏下血。

霜　清上焦心肺热，生津止渴，化痰宁嗽，治咽喉口舌痛疮⑤。

---

① 少食可也：《本草衍义》作"少则不及病"。
② 红：指成熟红柿。
③ 同蟹食作泻血昏：抄录过略，文义不明。《本草纲目》引《百一选方》云："一人食蟹，多食红柿，至夜大吐，继之以血，昏不省人。"可参。
④ 澼：原脱，据《名医别录》补。
⑤ 痛疮：《本草纲目》作"疮痛"，义胜；本书误倒。

按：柿为脾肺血分之果也，其味甘而气平，性涩而能收，故有健脾涩肠、治嗽止血之功。其霜为柿之津液，入肺病上焦药尤佳，最能清痰降火，熬膏精。

石① 榴

甘，酸，温，涩，无毒。多食损肺生痰。

主治：咽喉燥渴；制三尸虫；能理乳石毒。酸榴捣汁，止泻痢崩带。

皮　性涩，功与酸榴同。治筋骨腰脚不遂，行步挛急。

橘

甘，酸，温，无毒。甘者润肺，酸者聚痰。多食滞气生痰。

主治：消渴，开胃，除胃中膈气。

橘皮下气消痰，肉生痰聚饮，表里之异如此。今人以蜜煎橘，充果食甚佳。其核主疝气，叶治乳痈，皆神品也。

柑

甘，大寒，无毒。

主治：肠胃中热，解丹石毒，止暴渴，利小便。多食肺冷生痰，脾冷发痼癖，大肠泻痢，发阴汗。

橙

酸，寒，无毒。

洗去酸汁，切，和盐蜜煎成贮食，止恶心，去胃中浮风恶气；行风气，疗瘿。伤②肝气，发虚热；与槟榔③同食，发头旋

---

① 石：原脱，据原目录及内容补。
② 伤：《本草纲目》引士良此上有"多食"二字。
③ 槟榔：《本草纲目》作"猵肉"，曰："猵乃水獭之属也。诸家本草皆作槟榔，误矣。"猵（biān 边），同"猵"，水獭类动物。

分部本草妙用

一六二

恶心。

金橘即金柑

酸，甘，温，无毒。

主下气快膈，止渴，解酒毒，辟臭。

枇　杷

甘，酸，平，无毒。

主治：止渴下气，和①肺气，止吐逆，主上焦热，润五脏。多食发痰热，伤脾。同肉面食，患热毒疾②。

杨　梅

酸，甘，温，无毒。

主治：盐掺③食，祛痰，止呕哕，消食下酒；干作屑食，止酒吐④；止渴除烦，烧灰服止痢。多食发热，损齿及筋。忌食葱⑤。核治脚气。

樱　桃

甘，热，涩，无毒。

主治：调中，益脾气，令人好颜色，美志；止泄精、水谷痢。多食发虚热，令人吐。有热病、喘嗽者不宜食。

银杏即白杏

甘，苦，平，涩，无毒。多食令人胪胀，壅气动风；小儿

---

①　和：《本草纲目》引《大明》作"利"，义胜。

②　同肉面食患热毒疾：《本草纲目》引孟诜："同炙肉及热面食，令人患热毒黄疾。"

③　掺：《本草纲目》引《开宝》作"藏"。

④　酒吐：《本草纲目》引《开宝》作"吐酒"。

⑤　忌食葱：《本草纲目》引孟诜作"忌生葱同食"，义长。

多食昏霍，发惊引疳。不可即食鳗鲡。

主治：生食引疳、解酒，熟①食温肺、定喘嗽、止白浊；嚼浆可去疥、癣、阴等虫，涂面平②皱炮䵟䵴。

按：银杏入肺经，能治前诸疾。洗油腻，去痰浊之功可推已③。其花夜开，乃阴毒之物，故杀诸虫。多食则气壅胪胀，诸疾发矣。

榛

甘，平，无毒。

主益气力，实肠胃，令人不饥；调中开胃。

楮 子

苦，涩，平，无毒。

食之不饥，健行，止泄痢，破恶血，止渴。

槲 实

苦，涩，平，无毒。

主治：蒸煮作粉，涩肠去痢，功同橡子。

木皮　煎汤，洗恶疮，良。能吐瘰疬；止赤白痢，肠风下血；煎服，除虫④及漏甚效。

荔 枝

甘，平，无毒。

主治：止渴，益颜色；通神益智，健气；心躁，劳闷；发小儿痘疮。

按：荔枝属阳，主散无形质之滞气，故瘤赘赤肿者用之。病齿䘌

①　熟：原作"热"，据《本草纲目》及文理改。
②　平：《本草纲目》作"去"。
③　已：借作"矣"；《本草纲目》即作"矣"。
④　虫：《本草纲目》作"蛊"，似是；本书疑录误。

及火病人忌之。

核　入厥阴，行散滞气。其实双结，而核肖睾丸，其治癫疝卵肿，有述类象形之义。方以核煨存性，为末，酒调服。

橄　榄

酸，甘，涩，无毒。

主治：生食、煮饮，并消酒毒，解鲮鲐①鱼毒；汁治鱼鲠；开胃下气，止泻；生津止渴，治咽喉痛。

鲮鲐鱼，即河豚也。毒②死，以橄榄或木煮汁解之。其木作舟，着鱼即浮出，故以此相制耳。亦开化骨鲠。时无橄榄及木，即核磨水下亦妙。小儿初生落地，橄③一枚烧研，朱砂五分，和匀，生脂麻一口嚼和，绢包如枣核大，安儿口中，则秽毒去，痘疹稀出矣。

榧　实

甘，平，无毒。

主治：常食治五痔，去三虫；疗寸白虫；消谷，助筋骨，行营卫，明目轻身；多食滑肠；治嗽、白浊，助阳道。

柀子④　甘，温。

治腹中邪气，去虫蛇螫，蛊毒，鬼疰，伏尸。

按：榧子，肺家果也。火炒食，甘美；多食引火入肺，大肠受伤。榧实、柀子治疗相同，一物无疑。

---

① 鲮鲐（hóutái 猴台）：河豚的别称。鲐，原作"鲇"，据《本草纲目》引《开宝》改。本条下文同。

② 毒：指食河豚中毒。

③ 橄：此下应有"榄"字。

④ 柀（bǐ 比）子：榧子的一种。

松 子

甘，小温，无毒。

主治：骨节风，头眩，去死肌，散水气，润五脏；逐风痹；主诸风，温肠胃，久服轻身延年；润肺，治燥结咳嗽；同柏子仁，治虚秘。

中国松子力薄，只可入药。惟海松子，为服食妙品。

茗

苦，甘，微寒，无毒。饮之宜热，冷则聚痰。

主治：利小便，去痰热，止渴，令人少睡有力，悦志；下气消食；清头目；治伤暑；同姜枣，治赤白痢；同川芎、葱白煎饮，止头痛；浓煎，吐风热痰涎。

按：茶入手足厥阴，治阴症汤药入此，去格拒之寒①，及治伏阳。经云：苦以泄之，其性下行，所以能清头目，阴火下行也。更能解灸煿之毒。同姜茶消暑止痢，爽神。但不利于虚弱多冷之人。

甜 瓜

甘，寒，滑，有小毒。

主治：止渴，除烦热，利小便，通三焦壅气，治口鼻疮；解暑气。

甜瓜虽解暑气，而性冷，消阳气，多食未有不痢者，惟以皮蜜浸收之良。皮亦可作羹。其瓜蒂作散，去风热痰涎。惟诸亡血家忌之。

西 瓜

甘，淡，寒，无毒。多食至霍乱，冷病终身。食瓜后食其

---

① 寒：原脱，据《汤液本草》补。

子，即不噎瓜气。剖瓜晒日中，少顷如水，目疾者宜之①。

主治：消烦止渴，解暑热；疗喉痹；宽中下气，利小水，治血痢，解酒毒；汁治口疮。

西瓜性寒解热，有天生白虎汤之号。多食伤脾助湿。

葡萄 即蒲桃

甘，平，涩，无毒。

主治：筋骨湿痹，益气力，肥健，耐饥，轻身；逐水，利小便；除肠水，调中治淋；痘疮不出，研酒饮甚妙。

葡萄属土，有水与木火，东南人食之多病热，西北人食之无恙。盖能下走渗道，西北人禀气厚故耳。

甘 蔗

甘，平，涩，无毒。共酒食，发痰；多食发虚热，动衄血。

主治：下气，和中助脾；利大小肠，消痰止嗽②，除心烦，解酒毒；止呕，宽膈。

蔗，脾之果也。其浆甘寒，能泻火热，《素问》谓甘温除大热之意。成糖则助湿热，所谓积温成热也。故浆能解酒毒，而糖反助之，不可不知。

沙 糖

甘，寒，无毒。多食心痛，生虫，消肌肉，损齿发疳，不可与鲫鱼葵笋同食。

主治：心腹热胀，口干渴；润心肺大小肠热；和中助脾，

---

① 剖瓜晒日中……宜之：此句与原文义略有不同。《本草纲目》引《相感志》："以瓜划破曝日中，少顷食，即冷如水也。"又引《松漠纪闻》：有人苦目病，或令以西瓜切片曝干，日日服之，遂愈。

② 嗽：《本草纲目》作"渴"。

缓肝气；腊月瓶封窖粪坑中，患天行热狂，绞汁服。

食糖多损齿生虫，不可以此拌药，为诱小儿服药之媒。

白沙糖

甘，寒，冷利，无毒。

主治：心腹热胀，口干，润肺生津，治嗽消热，助脾缓肝，损齿生虫，与黑糖同。

莲　藕①

甘，平，涩，无毒。大便躁涩者不可食。

主治：益血气；止渴去热，安心，止痢涩精；交心肾，厚肠胃，除寒湿，止脾泄，赤白浊，崩带诸血病；安靖上下君相火邪。

脾之果也。黄宫交媾火水、会合木金者也。禀五行之清气，和十二经之营脉。多食心欢延年，仙家妙品也。生食伤冷，熟食绝佳。子可健脾，节能去伤，亦止冷痢。凡诸血症，皆为对症之物，妙不可尽。

乌芋 即荸荠

甘，微寒，滑，无毒。

主治：消渴，除实热；明耳目，消黄疸；开胃下食；消铜，解金石毒；疗五种膈气，消宿食；主血痢、下血、血崩，辟蛊毒。

乌芋消误吞铜钱，则消坚去蛊可推已。

---

① 莲藕：《本草纲目》莲藕条下，复有莲实、藕、荷花等九分目。此下所录性味、主治，仅限莲实（莲子）。

慈　菇

苦，甘，微寒，无毒。有孕人不可食。平人多食，发脚气瘫缓，损齿，失颜色。

主治：百毒，产后血闷攻心，难产胞衣不下，服汁一升妙；又下石淋。

叶　捣涂恶疮肿毒，蛇咬，蛊毒。

菱

甘，微寒，无毒。

主治：开脾胃。多食伤脾发闷，生食生寒积，熟食甘美充饥。

卷之十

兽 部

豕① 肉

辛，平，有小毒。凡豭猪②、江猪③肉，久食令人少子精，发宿病。惟平常猪肉可食，然生痰，发疟痢诸疾。不可合姜食。

主治：疗狂病久不愈；压丹石，解热毒，宜肥热人食之；补肾虚；疗水银风，并中土坑恶气。

豕肉补气，惟补阳耳。虚损者虚在阴，以肉补之，是以火济水。况肉性入胃，便作湿热，生痰，痰生则气不降而诸证作矣。曰令人暴肥者，盖虚风所致也。并不补人，而人曰补，乃俗习之谈耳。

腊猪肉④ 烧灰，鸡子清调，治鱼脐疮。

项肉俗云槽头肉 以一两切片如泥，同甘遂末一钱作丸，纸裹煨香食之，酒下，当利出酒布袋也。

脂膏 生发，悦面，杀虫，涂疮，解毒。

脑 损阳道，酒后益不可食。

血 治妇人血嘈，治蛔虫作嘈症。

心血 调朱砂服，治惊痫癫疾；并治卒恶死，痘疮倒靥。

心 镇惊；补血不足，虚劳。多食耗心气，莫与吴茱萸

---

① 豕（shǐ 史）：猪。

② 豭（jiā 加）猪：公猪。又泛指猪。《本草图经》引扬雄《方言》云："猪，燕、朝鲜之间谓之豭。"

③ 江猪：《本草纲目》："生江南者耳小（谓之江猪）。"

④ 肉：《本草纲目》作"头"。

同食。

肝① 主小儿惊痫；虚泄久滑，赤白带下，以一叶薄批，掺诃子末灸之，再掺再灸，末尽半两，空心细嚼，陈米饮送下；更补肝明目，疗肝虚浮肿，治久痢。然猪肉杀时惊气入心，绝气入肝，多食必伤人。

脾 如脾胃虚热，同陈橘红、人参、葱白、陈米煮羹食。

肺 疗肺虚嗽血，同薏苡仁末食之妙。

肾 理肾气，通膀胱水脏，暖膝，治耳聋；消积滞；除冷利；治产劳虚汗下痢崩中。肾虚热者宜之，虚寒者禁之，不宜概食。

胰② 治一切肺病、肺血，通乳汁。乃人物之命门，三焦发原处也。多食损阳。

肚 补中益气，利百病，补血脉，人人宜之。

肠 主虚渴，小便数，补下焦虚竭；润肠燥，调血痢脏毒。

洞肠③ 治人洞肠挺出血多，及肠风脏毒。以黄连入脏内，煮烂捣丸，米饮下，三十丸效。

狗 肉

咸，酸，温，无毒。犬肉，服食家忌者。妊娠妇食之，令子无声。热病后食之，杀人。瘦、猘、自死、反悬蹄、赤股、目赤者，并不可食。

主治：安五脏，补绝伤，轻身益气；宜肾；补胃，壮阳暖

---

① 肝：原脱，据《本草纲目》及文理补。

② 胰（yí 宜）：同"胰"。多指"脾"。但此处特指肾上之脂。《本草纲目》："一名肾脂。生两肾中间，似脂非脂，似肉非肉，乃人物之命门，三焦发原处也。"

③ 洞肠：即大肠。《本草纲目》："洞肠，广肠也。"

肾，益力。冷大去血①则力少无益。

人言犬能补虚健阳，惟宜无病人食之。至于多火者，绝宜忌之。惟色白者大补，余色俱次之矣。多食助胃火及膀胱经火。

羊 肉

苦，甘，大热，无毒。热病、天行病、疟疾后食之，必发热致危。妊妇食之，令子多热。反半夏、菖蒲。同荞面、豆浆食，发痼疾；同醋食，伤人心。

主治：暖中，乳疾，头脑大风汗出，虚劳寒冷，补中益气②，安心止惊；止痛，利产妇；开胃健力；风眩，瘦病，劳伤。

妇人产后大虚，心腹绞痛厥逆，用大羊肉汤。寒入子户，腹下痛，不可按，此寒疝也，亦宜之。东垣曰：补可去弱，人参、羊肉之类。人参补气，羊肉补形。凡味同羊肉者，皆补血虚，盖阳生则阴长也。

血 解一切砒、丹诸石药毒。食地黄、首乌诸补药者忌之。产后血闷攻逆及胎衣不下者，饮一升即效。

肝 苦，寒，无毒。不可与豕肉、梅子、小豆、生椒、苦笋同食。妊娠忌之。

主治：补肝，治肝风虚热，明目去赤痛，病后失明，同黄连合丸妙；解蛊毒。

胆 点赤眼，去赤障白翳效。

---

① 冷大去血：冷，疑当作"令"。意指屠狗时使出血过多（则药性减）。

② 气：原脱，据《名医别录》补。

牛肉

甘，温，无毒。病死、黑牛白头及独肝者有毒，忌食。

黄牛主安中益气，养脾胃；补益腰脚，止消渴及唾涎。

水牛甘，平。消渴，止呕泄，安中益气，养脾胃；补虚壮健，强筋骨，消水肿，除湿气。

韩懋言牛肉补气，与黄芪同功，其补气、补土之味也。多食发闷，病人不宜食之。然黄牛发病，不如水牛稍稳。

牛乳　甘，微寒，无毒。

主治：补虚羸，止渴；养心肺，解热毒，润皮肤；治反胃热哕，补劳损，润大肠。煮粥甚妙。

东垣①曰：反胃噎膈，大便燥结，宜牛、羊乳时咽之，不可用人乳，以其多饮食毒、七情火也。以乳煎荜拨，治痢有效，一寒一热，能和阴阳故耳。

以血治金疮折伤垂死。明②布智儿受数矢几危，太祖剖牛腹以置其中则苏。

其黑牛黄可治心经痰症至宝，非心经者不可用。

食牛肉作胀，急食圣虀以解之，即牛胃中未化草也。

马

辛，苦，冷，有毒。煮马肉用冷水，不可盖釜。血必洗净方可。中其毒者，饮芦根③汁、杏仁可解。

主治：伤中，下气，长筋骨，强腰脊，壮健；作脯，治寒热痿痹；煮汁，洗头疮白秃。

卷之十　一七三

---

① 东垣：《本草纲目》作"震亨"。
② 明：《本草纲目》作"元史云"。疑本书误。
③ 根：原作"蒇"，据《本草纲目》改。

白马溺可消人腹中肉鳖。

驴

甘，凉，无毒。忌荆芥汤。妊娠食之难产。病死者有毒。多食动风，脂肥尤甚。

主治：解心烦，止风狂，酿酒治一切风；补血益气，远年①劳损。煮汁空心饮，疗痔引虫。

酥

甘，微寒，无毒。牛者不如羊酥。

主治：补五脏，利大小肠，治口疮；除客热，益心肺；除心热肺痿，止渴，止嗽，止吐血。

酥本乳液，润燥调营，与血同功。《生生编》云：酥能除腹内尘垢，追毒发出毛孔间。滑泄之物，燥结者宜之。

又有醍醐，即酥之津液，在酥中盛冬不凝，盛夏不融者是也。其性甚滑，其功相似，其滋润于骨髓、五脏、皮肤、毛发者，尤优于酥也。

熊　肉

甘，平，无毒。有痼疾者，有积聚寒热者，食之□□②不除。

主治：风痹，筋骨不仁，补虚赢，功与脂同。

脂　甘，微寒，无毒。燃灯，烟能损目。

主治：风痹筋急，积聚寒热；饮食呕吐；补不足，杀虫；

---

① 年：原脱，据《本草纲目》补。

② □□：此二字坏脱难辨。《本草纲目》："弘景曰：有痼疾不可食熊肉，令终身不除。鼎曰：若腹中有积聚寒热者，食之永不除也。"据此似应作"终身"。

泽颜色；去奸黯及疮。

掌　可御风寒，益气力。

胆　苦，寒，无毒。恶防己地黄。

主治：黄疸，久痢；杀疳，治疮，杀虫；小儿惊痫；退热清心，平肝明目；入竹①沥，去心中涎甚良。

熊胆，苦入心，寒胜热，手少阴、厥阴、足阳明药也，故能凉心平肝，杀虫疳，去目障之妙品也。

鹿 肉

甘，温，无毒。食鹿，去胃食肉。不可与雉肉、蒲白、鲔②鱼、虾同食，能发疮毒。

主治：补中，益气力，强五脏；疗中风口僻，割片薄③之；华佗云：中风口喎者，以生肉同生椒捣贴，正即除之；养血补虚，调血脉；治产后风虚邪僻。

按：鹿食葛花叶、鹿葱叶、白蒿、水芹、甘草、荠苨、苍耳之类，故其性烈而清净，能解制诸药。而服药饵者，食之则药不得力。然一身皆益人，而蒸、煮、脯、酒俱良。其血大补虚，治肺痿吐血，及崩中带下、鼻衄及诸痛欲危者，并解痘毒、诸药砒毒。刺角间血和酒饮更良。

麋 肉

甘，温，无毒。多食发脚气，同猪、雉食发痼疾。

主治：益气温中，治腰脚；补五脏不足气。

---

① 竹：原作"汁"，据《本草纲目》引孟诜改。

② 鲔（wéi围）：原作"鲌"，据《本草纲目》改。鲔，一种淡水鱼，体无鳞，生江河中，又名"鮠鱼"。

③ 薄：同"敷"，敷贴。

陆农师①云：鹿以阳为体，其肉食之燠②；麋以阴为体，其肉食之寒。即角、肉俱不同功。

兔　肉

辛，平，无毒。妊妇不可食，以其生子从口出，令儿缺唇也。不可与鸡肉、肝、心、獭肉同食，令人遁尸。与姜、芥、橘子同食，令人心痛霍乱。大抵多食损元痿阳。惟八月至十月可食，余俱不宜。兔死而眼合者，杀人。

主治：补中益气；热气湿痹，止渴，健脾，炙食压丹石毒；凉血，解热毒，利大肠。

夫兔者，明月之精，白毛者得金之气，入药尤效。至秋深而宜食者，以其金气得全也。其血咸、寒无毒，能凉血活血，解胎中热毒，催生易产。

兔毫败笔　酒服二钱，可治小便不通，及数淋沥、阴肿③、脱肛、中恶、难产，并治男子交婚之夕茎痿；浆饮服二钱，治咽喉痛，不下饮食。

黄鼠肉

甘，平，无毒。多食发疮。北方所食，故载之。

主治：润肺生津；煎膏贴肿，解毒止痛。

山　獭

甘，热，无毒④。其阴一枚值金一两，方以猴胎伪之。但

---

① 陆农师：原作"陆师农"，据《本草纲目》改。陆佃，字农师，宋代学者，著《尔雅新义》《埤雅》等。

② 燠（yù玉）：暖，热。

③ 肿：原作"中"，据《本草纲目》引《唐本草》改。

④ 甘热无毒：据《本草纲目》，此性味项应在"阴茎"行下。

令妇人摩手极热，取置掌中，以气呵之，即跃动者，真也。

阴茎　主治：阳虚阴痿，精寒而清者，酒磨少许服之。獠人以为补助要药。

骨　解药箭毒如神。

水獭肉

甘，咸，寒，无毒。勿与兔肉同食。

主治：煮汁服，疗温①疫，牛马行灾②；水气胀满，热毒风；清骨蒸，行营卫，通女子经络，血热，大小肠秘。多食，消男子阳气。

禽　部

鹅

甘，平，无毒。白鹅清凉，苍鹅冷毒，发疮。嫩者毒，而老者良。多食霍乱，发痼疾。

主治：和③五脏热，服丹石人宜之；煮汁，止消渴。

其白鹅膏微寒，灌耳治卒聋，润肤可合面脂，令人悦白。

血　解射工毒，并④涂其身；解药毒。以胆涂初起痔，痔疮立消。

掌上黄皮烧灰，研搽脚趾缝湿烂，油调涂冻疮，俱良。

屎绞汁服，治小儿鹅口疮。

---

①　温：原作"浸"，义不通。《名医别录》云："肉治疫气、温病，及牛马时行病。"据改。

②　行灾：《名医别录》作"时行病"。

③　和：《本草纲目》引孟诜作"解"，义胜。

④　并：《本草纲目》引陶弘景此上有"饮之"二字。

雁 肪

甘，平，无毒。

主治：风挛拘急偏枯，血气不通利，久服益气不饥，轻身耐老。

其肉治风麻痹，久食动①气，壮筋骨；利五脏②，解丹石毒。

鹜 即鸭。野鸭为凫，家鸭为鹜。白黄色、雌者为良，黑者有毒

甘，冷，微毒。

主治：补虚除热，和③脏腑水道④，小儿惊痫；止热痢。若治水利小便，宜青头雄鸭，取水木生发之象；治虚劳热毒，宜乌骨白鸭，取金水寒肃之象。

血 解诸毒。热饮解野葛毒，即已死者，入咽即活。热血解生金、银、丹石、砒霜诸毒，射工毒，及中恶、溺水死者，灌之即活。蚯蚓咬痛，涂之即愈。

取雄鸭断颈向死人，沥血入口，以竹筒吹下部，气通则活⑤。

白鸭热血，解蛊毒、百毒。

卵 甘，咸，微寒，无毒。

主⑥腹胸膈热。多食发冷气，气短，小儿脚软。生疮者食之，恶肉突出。不可与鳖、李同食。

---

① 动：《本草纲目》引《日华本草》作"助"。
② 五脏：《本草纲目》作"脏腑"。
③ 和：《本草纲目》引《名医别录》作"利"。
④ 水道：《名医别录》此上有"利"字。
⑤ 活：原字坏难辨，据《本草纲目》引《肘后方》辨识。
⑥ 主：《本草纲目》引《日华本草》此下有"心"字。

白鸭屎　杀石药毒；解热毒痢；和鸡子白，涂热疮即消。绞汁，解金、银、铜、铁毒。

凫^{即野鸭}

甘，凉，无毒。不可合胡桃、木耳、豆豉同食。

主治：补中益气，平胃消食，除虫愈疮；解热毒风，杀①腹中虫，治水肿。

血：解蛊毒；热饮探吐。

鸳　鸯

咸，平，有微毒。

主治：诸疮②疥癣；令人肥丽。夫妇不和者，私与食之即相爱矣。炙食可止梦寐思慕者。

鸡

食忌：鸡有杂色者，玄鸡白首者，六指、四距者，鸡死足不伸者，阉鸡能啼者，俱有毒，不可食。有风病人不宜食鸡，以巽为风，以其发风故耳。

丹雄鸡肉　甘，微温，无毒。

主女人崩漏；补虚温中；补肺；辟恶。

鸡虽属木，而丹为离火阳明之象，白得庚金太白之象，故辟恶者宜之。乌雄属木，乌雌属水，故胎产宜之。黄雌属土，故脾胃宜之。乌骨者，得水木之精气，故虚热宜之。各从其类也。

白雄鸡　酸，微温，无毒。

---

① 杀：原脱，据《本草纲目》引《日华本草》补。
② 疮：《本草纲目》引《嘉祐本草》作"瘘"。

主下气，疗狂邪，安五脏，伤中消渴；调中除邪，利小便，去丹毒风①。

乌雄鸡　甘，微温，无毒。

主治：下气；疗心腹恶气，除风湿麻痹，诸虚羸，安胎，治折伤痈疽，捣涂竹木刺入肉。

李飞庭②云：黄鸡宜老人，乌鸡宜产妇，暖血。煮牡鸡汁，作粳米粥与食，自然无恙。然产后气虚者，因食而成疾，未可食之太早。

黑雌鸡　甘，酸，温，平，无毒。

主治：安心定志，除邪辟恶，补产后虚羸，益色助气；反胃，踒折，痈疮，去宿血。

乌色属水，牝象属阴，所治皆血分之病。

黄雌鸡　甘，酸，咸，平，无毒。骨热人勿食。

主治：泄痢，补益劳伤；添髓补精，助阳，暖小肠；治产后虚羸。

黄为土色，雌得坤象，味甘归脾，气温益胃，故所治皆脾胃病。

乌骨鸡　甘，平，无毒。

主治：补虚消渴，益产妇，治崩带，一切虚损诸病，大人小儿下痢噤③口。

鸡属木，而骨反乌者，巽变坎也。受水木之精，故肝肾血

① 风：《本草纲目》引《日华本草》无，疑衍。
② 李飞庭：《本草纲目》作"李鹏飞"（又作"李廷飞"）；本书字误。李鹏飞，元医家，号澄心老人，九华（今安徽青阳）人，著《三元延寿参赞书》五卷，养生著作。
③ 噤：原作"禁"，据《本草纲目》改。

分之病宜之。男用雌，女用雄。肉骨俱黑者更佳，但看舌黑者是矣。

反毛鸡　反胃，以一只煮烂去骨，入人参、当归、食盐各半两，再同煮烂，食尽。此物同其类之义也。

泰和老鸡　甘，辛，热，无毒。

主托小儿痘疮。当论风土，不可概用。

诸鸡血　咸，平，无毒。

热饮，止小儿下血、惊风，解丹毒、阴毒，安神定志。熟食生血。

肝　切片入阴，治阴蚀疮生。合鸡肝丸，治痞积甚良。

鸡卵　平，无毒。

主除热火灼烂疮，痫痉，可作虎魄神物；开喉声失音，止血晕，暖水脏。

卵白象天，其气清而寒；卵黄象地，其气浑而温。精不足者，补之以气，故卵白能清气，治伏热、目赤、咽痛诸疾；形不足者，补之以味，故卵黄能补血，治下痢、胎产诸疾。卵，兼理气血妙品也。

卵壳中白皮　久咳气结，得麻黄、紫菀，服之立效。

雉

酸，微寒，无毒。痢不可食。元月至十一月有补，他发诸疾①。

主治：补中益气，除蚁瘘，止泄痢。

按：诸先贤言其发痔病，不宜痢人，而《别录》偏用治痢、瘘，

---

① 元月……他发诸疾：此处有误。《本草纲目》引孟诜："九月至十二月稍有补，他月则发五痔、诸疮疥。"

何耶？盖雉应胃土，故能补中；又食虫蚁，故能制蚁瘘，取其制伏也。若久食，并非其时，则生虫有毒，为不宜尔。

鸽

咸，平，无毒。

主解诸药毒，治疥癣，调精，炒熟酒服。白色者可入药。

雀

甘，温，无毒。不可同李及诸肝食。妊妇食之，令子多淫。

主治：血崩带下，益精补气，宜常食；冬三月食，起阳道，令人有子。

颂曰：取雀肉和蛇床子，熬膏，和药丸，补下健行，名驿马丸。

雀屎—名白丁香　腊月采取，研细，以甘草水浸一宿，焙干。

苦，温，无毒①。

主治：疗目痛、带、溺②，除疝瘕；龋齿；和头生男儿乳，点目努肉③及赤脉贯童④者，神效；和蜜丸，治癥瘕、久痼诸疾；少加干姜服之，大肥悦人；凡伏梁、腹块积聚，和干姜、桂心、艾叶，为丸服之，令消烂；通咽塞口噤，乳肿疮疡，中风，风虫牙痛。

雀食诸谷，易致消化，故所治疝瘕、积胀，及目疾、痈疽等证，皆取其易为消化之义也。

---

① 无毒：《本草纲目》作"微毒"。
② 带溺：《本草纲目》引《别录》作"女子带下溺不利"。
③ 努肉：同"胬肉"。
④ 童：借作"瞳"。

斑　鸠

甘，平，无毒。

主治：明目，多食益①助阴阳；久病虚损食之，补气；令人不噎。

倪惟德②谓③：鸠补肾，故明目。鸠性不噎，食之故亦如是，复助气也。

屎：治聤耳出脓，及耳中盯聤，同夜明沙等分吹之。

乌　鸦

酸，涩，平，无毒。

主治：瘦病，咳嗽，骨蒸劳疾，腊月以瓦瓶泥固烧存性，为末，每服一钱；又治小儿痫疾及鬼魅；劳伤，吐血，杀虫。此但宜入药用，不可供食。

喜　鹊

甘，寒，无毒。雄者佳，左羽覆右者是雄。

主治：石淋，消结热；治消渴，去风，大小肠涩，膈痰烦热；妇人不可食。

冬至埋鹊于圊前，辟时疾瘟气。

鹧　鸪

甘，温，有毒。

主补五脏，明心；专救瘟瘴欲死，酒煮服之良。

---

① 益：《本草纲目》引《嘉祐本草》此下有"气"字。
② 倪惟德：元代眼科医家，字仲贤，吴县人，著《原机启微》二卷。原作"倪惟贤"，据《本草纲目》改。
③ 谓：原作"为"，据《本草纲目》改。

水族部

鲤 鱼

甘，平，无毒；赤尾者毒。多食发风热。凡伤寒、下痢，俱不可食。不可同犬肉及葵菜食。

主治：咳逆，水肿脚满，下气；怀妊身肿，安胎；用童便浸煨，止反胃及恶风入腹；消积块。

胆　消目赤翳。

时珍曰：鲤乃阴中之阳，功长于利小便，故能消肿①、黄疸，及脚气、喘嗽、湿热之病。作鲙即性温，故去痃结冷气之疾。烧之则从火化，能散发风寒，平肺通乳，解肿毒。因其气相感也。

鲩 鱼②

甘，温，无毒。

主暖胃和中。多食发疮。腊月收胆，水和搅服，治喉痹、飞尸。

青 鱼

甘，平，无毒。

主脚气湿痹；同韭白煮，治脚气、脚弱、烦闷，益气力。

鲊③　与服石人相反。不可同胡荽、葵菜、豆、麦、酱同食。

胆　点暗目，涂热疮；消赤目肿痛，吐喉痹痰涎及鱼骨鲠。

---

① 肿：《本草纲目》此下有"胀"字，义长。
② 鲩（huàn 唤）鱼：亦称"草鱼"。
③ 鲊（zhǎ 眨）：腌鱼。

时珍曰：东方青色，入通肝胆，开窍于目。用胆治目，合此义也。治诸疾者，寒苦之妙也。

鲻　鱼

甘，平，无毒。

主开胃，利五脏，令人肥健。与百药无忌。

白　鱼

甘，平，无毒。多食生痰，与枣肉同食患腰痛。

主治：开胃下气①，去水气，令人肥健；补肝明目，助血脉。作鲙食良。患疮人食之，发脓。

石首鱼

甘，平，无毒。

主开胃，益气。作鲞②治痢、腹胀，消宿食，主中恶。煮沸气味入病人鼻，能开胃气禁蔽。

勒　鱼

甘，平，无毒。

主开胃暖③中，作鲞尤良；疟疾，以鳃一寸，入七宝饮，酒水各半煎，露一宿服。

鲚　鱼

甘，温，无毒。

主发疥，不可多食；助火，动痰，发疾。鲊：贴痔瘘。

---

① 气：《本草纲目》引《开宝》作"食"，义胜。

② 鲞（xiǎng 响）：干鱼，腊鱼。

③ 暖：原作"一"，据《本草纲目》改。

鲥鱼

甘，平，无毒。

主补虚劳；蒸下油，以瓶盛，埋土中，取涂汤火伤，甚效。多食发痼疾。

鲳鱼

甘，平，无毒。

令人肥健，益气力。腹中子有毒，令人下痢。

鲫鱼

甘，温，无毒。蒜、糖、芥菜、猪肝、鸡肉、雉、鹿、猴肉、麦门冬，一切不可同食。

主治：虚羸；温中下气；止下痢、肠痔；扶胃益脏；捣涂恶核肿毒。

鱼属火，独鲫鱼属土，有调胃实肠之功。多食亦能动火。

鲈鱼

甘，平，有小毒。淞江四鳃者不甚发病。不可同乳酪食。中其毒者，芦根汁解之。

主治：补五脏，益筋骨，和肠胃，治水气；益肝肾；安胎。作鲊、鲙俱佳。

鳜鱼

甘，平，无毒。

主去腹中恶血、小虫，益气肥健；补虚劳，益脾胃；治肠风泻血。

多食发湿气。

鳢鱼即黑鱼

甘，寒，无毒。有疮者莫食，令人瘢白。

主疗五痔、湿痹、面目浮肿，下大水①；作鲙与风气人食，良；妊娠水气。

鳗鲡鱼

甘，平，有毒。小者可食，大则有毒；腹下有黑斑者毒甚；四目者杀人。背有白点、无鳃者不可食，能痼胎。忌食杏仁。

主治：五痔疮瘘，杀诸虫；暖腰膝，起阳；疗湿风痹等疾；滑肌；解草石药毒。

此鱼主症虽多，然专于杀虫去风，功与蛇相近。

鳝　鱼②

甘，大温，无毒。黑者有毒。

主治：补中益血；淋沥，调经止血，除冷；产后当食，痢疾绝妙。

香油抹鱼腹，敷臁疮上，痛后取看，腹有针眼，皆虫也；未尽更作，以人胫骨灰油调搽之，奇效③。

鲟　鱼

甘，平，无毒。

主补虚益气，令人肥健；煮汁饮，治血淋；鼻肉补虚下气。多食发药毒、疮疥，动风气。勿与干笋同食。

---

① 下大水：水气从大便下。
② 鳝鱼：卷三有"鳝鱼"条，此重出。
③ 奇效：注见卷三"鳝鱼"条。

河豚鱼

甘，温，微毒。海中者大毒，江中者次之。荆芥、菊花、桔梗、甘草、附子、乌头相反；宜荻笋、秃菜、橄榄、甘蔗、芦根、粪清解之。

主治：补虚，去湿气，理脚气，去痔杀虫；伏砬砂。

肝、子有大毒，稍生则杀人。故肝欲其熟甚，子欲盐杀其毒。主疥癣虫疮，用子同蜈蚣烧研，香油调搽之。

虾

甘，温，有小毒。

主治：五野鸡病，小儿赤白游肿，捣碎敷之；作羹，治① 鳖瘕，托痘疮，下乳汁，壮阳道，吐风痰；捣膏敷虫疽。多食动风发疮。

鲍鱼② 即干鱼

辛，臭，温，无毒。

主折伤瘀血在四肢不散者，女子崩中血不止；同麻仁、葱、豉煮，通乳汁。

水　鸡

甘，寒，无毒。

主清骨蒸热，去劳瘵虚劳，宜常食。无病人多食寒腹，使腹痛。

---

① 治：《本草纲目》作"试"，本书疑误。阅《本草纲目》"虾"目下，有以鲜虾作羹食以试鳖症案，后以他药治之。

② 鲍鱼：通指各种干鱼，有淡有咸，非指软体动物鳆鱼（今俗称鲍鱼）。

鳖①名神守

咸，平，无毒。

主治：心腹坚积寒热，去痞积息肉，阴蚀痔什恶肉；治劳瘦，淋漏，痔疮；除老疟、阴毒；滋阴补肾。

按：鳖乃厥阴血分之药，故功有所主。玳瑁色赤入心，故所主者风惊热狂、痘毒痈肿，皆主少阴血分也。秦龟黄②入脾，故主顽风湿痹，身重蛊毒，乃太阴血分之病也。水龟色黑③，所主阴虚精弱，乃少阴血分，各从其类也。宜乎鳖之专理肝经，甲之治疟为灵矣。

蟹

咸，寒，有小毒。不可同柿子、荆芥食，发风霍乱④，惟木香可解。

主治：胸中邪热结痛，愈漆疮，消面肿；醋食之去脏中烦闷；筋骨打伤，生捣炒署之；生食酒下，可去打伤；续筋连骨，去壳捣烂，微炒，纳入疮中，筋即连也。白及同捣，涂小儿解颅。

蟛蜞⑤

取膏，涂湿癣、疥疮。

蚌

甘，咸，冷，无毒。

---

① 鳖：入药取鳖甲。卷一已有"鳖甲"条，此处重出。
② 黄：《本草纲目》此上有"色"字。
③ 黑：《本草纲目》此下有"入肾"二字。
④ 发风霍乱：《本草纲目》作"发霍乱动风"，为是，本书脱误。
⑤ 蟛蜞：此下缺性味项，《本草纲目》作"咸冷有毒"。

东垣曰①：蚌冷而湿，湿生热，热久气上升而生痰生风，何冷之有？

主治：止渴除热，去眼赤，解酒毒；崩带，痔漏；以黄连末纳入，取汁点眼妙。

其粉治诸疳，止痢②，涂肿毒；解热燥湿，化痰消积，白汤下③；搽阴疮、湿疮、痱痒。

按：蚌粉与海蛤同功，治病只在清热行湿而已。同姜汁服，蚌粉可治反胃，再入米醋同调送下。

蛤 蜊

咸，冷，无毒。与丹石人相反，食之腹痛。

主治：润五脏，止消渴，开胃，治老癖为寒热，妇人血块，宜煮食之；又能醒酒；汁点目中痘疮。

按：蛤汁可代空青，不知空青得铜之精而性寒，故可治赤目，蛤则湿者有火，不可不知也。

蛤粉能降火消燥，寒制火而咸润下也，乃肾经血分之药，故主湿嗽肾滑之疾，而遗浊者独宜之，结核瘿瘤独软而消之。

田 蠃④

甘，大寒，无毒。

主治：目热赤痛，止渴，醒酒；用真珠、黄连末入良久，取汁点目中止痛；利大小便，腹中结热，脚气冲上，小腹急硬，

---

① 东垣曰：此处似有误录。《本草纲目》引作"震亨曰"，以下相应内容为："寇氏止言冷，而不言湿。湿生热，热久则气上升而生痰生风，何冷之有？"

② 痢：原作"刑"，据《本草纲目》引《日华本草》改。

③ 白汤下：《本草纲目》无此三字，而有"止白浊带下"等语。

④ 田蠃（luó 骡）：即田螺。蠃，同"螺"。

小便赤涩，或取汁饮，或捣烂入麝少许贴脐见效；利湿热，除黄疸，贴脐引热下行，止噤口痢，治瘰疬、癣疮。

螺 蛳

甘，寒，无毒。

主明目下水，止渴；醒酒解热，利大小便，消黄疸水肿，治反胃、痢疾、脱肛。

烂壳：治膈气，敷下疳、汤火伤极妙。

水 部

雨 水

地气升为云，天气降为雨，故人之汗以天地之雨名之。

咸，平，无毒。

立春雨水，主夫妻各饮一杯，还房，当获时有子。宜煎发汗及补中益气药。

雨水始自春升生发之气，故可煮中气不足、清气不升之药。夫妇各饮而有子者，取其资始发育万物之义也。

梅雨水　洗疮疥，灭瘢痕。入酱易熟。

梅雨沾衣①，腐黑不脱，以梅叶汤洗之即脱。或作霉雨，以此故也。此皆湿热之气郁遏薰蒸，酿成霏雨。人受其气则生病，物受其气则生霉，故此水不可造酒醋，惟以之煎茶则涤肠胃宿垢，味美而清神也。

液雨水　杀百虫，宜煎杀虫消积之药。

立冬后十日为入液，小雪为出液，得雨名液，而虫饮此水

---

① 衣：原作"水"，据《本草纲目》改。

皆伏蛰，故以之煎杀虫药独灵。

潦水 <small>降注雨水为潦，又淫雨为潦</small>

甘，平，无毒。

煎调脾胃、去湿热之药。

昔仲景治伤寒瘀热在里，身发黄，麻黄连翘赤小豆汤，煎用潦水者，取其味薄而不助湿气、利热也。

露 水

甘，平，无毒。

禀肃杀之气，宜煎润肺杀祟之药，及调疥癣虫癞诸散。百草头上露愈百病，止消渴。八月朔日收取，摩墨，点太阳穴止头痛，点膏肓穴治劳瘵，谓之天灸。百花头上露，能好颜色。柏叶、菖蒲上露，洗之明目。韭叶上露，去白癜风。惟凌霄花上露入目损目。

腊雪水

甘，冷，无毒。

主治：解一切毒，治天行时气瘟疫；制一切蝇虫；小儿热痫狂啼，大人丹石发动，酒后暴热、黄疸，仍小温服之；洗目退赤；煎茶煮粥，解热止渴；宜煎伤寒火暍之药。

夏 冰

甘，冷，无毒。

主治：去热烦，熨①人乳②，解烦渴，消暑毒；伤寒阳毒，

---

① 熨：贴。原作"慰"，据《本草纲目》引藏器改。

② 人乳：义不足，此下应有脱文。《本草纲目》引藏器作"人乳石发热肿"。

热盛昏迷者，以冰一块置于膻中；并解烧酒毒。

凡夏用冰，止可隐映饮食，令气凉耳。食之，快于暂时，病于久后，慎之慎之。

流水 江河溪涧之流水也，与湖泽陂①塘之止水不同，然江河浊，而溪涧清，性味亦自有异，入药何可不辨

千里水、东流水、甘澜水　气味：甘，平，无毒。病后虚弱，扬之万遍，煮药禁神最效。

主治：五劳七伤，肾虚脾弱，阳盛阴虚，目不能瞑，及霍乱吐利②，伤寒后欲作奔豚。

逆流水　主中风、卒厥，头风、疟疾、咽喉诸病，宣吐痰饮。

按：千里、东流二水，皆堪涤秽辟邪。而甘澜水即扬泛水，置大盆中扬之千万遍，有沸珠相逐，乃取煎药，取其不逆气而欲益脾胃也。顺流水下行，故治下焦腰膝之证③、通利大小便之药用之。急流水性急而下达，通二便、风痹之药用之。逆流水性逆而倒上，故发吐痰饮之药用之。

昔有小便秘，百方不治，取长川急流水煎前药，一饮立溲。水固可不择用哉！

井泉水

同一井也，而水有异。反酌而倾曰倒流，出甃④未放曰无根，无时初出曰汲，平旦首汲曰井华，功用各自不同。

井华水　甘，平，无毒。

---

① 陂（bēi 杯）：池塘，池沼。
② 利：原作"痢"，据《本草纲目》改。
③ 证：原字坏脱，据《本草纲目》补。
④ 甃：字书无，疑为"甃"之讹。甃（zhòu 宙），井；砖砌的井壁。

主酒后热痢，洗目中翳；治惊出血，以水噀面；和朱砂服，好颜色；镇心神；堪炼诸药石；宜煎补阴之药、一切痰火气血药。

新汲水　主治：消渴反胃，热痢热淋，小便赤涩，调中，下热气，洗漆疮痈肿；解烧酒煤毒。

凡饮水疗疾，皆取新汲清泉，不用停污浊暖。易曰：井泥不食，所以重生也。井华新汲，取天乙真气浮于水面，用以煎补阴之剂，及炼丹、煮茗，性味同于雪水也。

节气水

一年二十四节气，水之气味随之变易，非①天气候相应也。

立春、清明二节贮水，谓之神水，主宜浸造诸风、脾胃虚损诸丹丸散及药酒，久留不坏。

寒露、冬至、小寒、大寒四节及腊日水，主宜浸造滋补五脏及痰火积聚蛊毒诸丹丸药酒，与雪水同功。

立秋日五更井华水，主长幼各饮一杯，能却疟痢②百病。

重午③日午时水，主治造疟痢、疮疡、金疮、百虫、蛊毒诸丹丸。

小满、芒种、白露三节水，并有毒，造药、酿酒醋一应食物皆易败坏，人饮之亦脾胃大伤。

温泉

庐山有温泉，方士往往教患疥癣、风癞、杨梅疮者饱食，

---

①　非：此字于文义不合，疑有误。《本草纲目》作"此乃天地之气候相感，又非疆域之限也"，可参。

②　痢：原脱，据《本草纲目》补。

③　重午：亦作"重五"，即五月初五日。

入池久浴，得汗出乃止，旬日乃愈。

气味：辛，热。

治诸风筋骨挛缩，及肌皮顽痹、疥癣、风癞在皮肤骨节者。浴后恐虚，当随症与药补养。非有病人不宜轻入。

阿井泉

甘，咸，平，无毒。

主下膈，疏痰，止吐。

地　浆

掘黄土地作坑，深三尺，以新汲水沃入搅浊，少顷取清用之，曰地浆。

甘，寒，无毒。

主治：解中毒烦闷；一切鱼肉、果菜、药毒、诸菌毒物，疗霍乱、中喝卒死者，妙。

夫中暑霍乱，暑①热内伤，七神迷乱，非至阴之气不愈，故地浆每于墙阴坎中，为阴中之阴，泻阳中之阳也。

热汤 即百沸汤

甘，平，无毒。

主助阳气，行经络；熨②霍乱及客忤死。

按：仲景治心下痞，按之濡，关脉独浮，大黄黄连泻心汤，用麻沸汤煎之，取其气薄而泻虚热也。

---

① 暑：原作"着"，据《本草纲目》引《卫生宝鉴》改。

② 熨：原作"慰"，据诸本草改。《证类本草》："霍乱手足转筋，以铜器若瓦器盛汤熨之。"

朱真人①治风疾，令坐地坑内，解衣，以热汤淋之，良久，盖之，汗出而愈。此通经络之法也。予推此意，治寒湿加艾，治风虚加五枝或五加，煎汤淋洗，觉效更速也。

生熟汤 即名阴阳水

甘，咸，无毒。

主治：调中消食。痰疟、宿食、毒恶之物，欲作霍乱，以盐投中，进一二升，令吐尽痰食，即愈。

夫阴阳二气淆乱，浊阴不降，清阳不升，故发霍乱。饮此汤，以分其阴阳，使得其平也。

浸蓝水 即染布水

辛，苦，寒，无毒。

主治：除热毒，杀虫，治误吞水蛭成积，胀痛黄瘦，饮之即下；咽喉痛，噎疾，温服一钟，良。

蓝以石灰②能杀虫解毒，而蓝性复寒故也。

洗儿汤

胞衣不下，服一盏，勿令知之，即下。

半天河水 即竹篱头水及空树穴中水也

甘，微寒，无毒。

辟邪，杀鬼，妄语，与饮；槐树间者，主诸风，及恶疮、风瘙疥痒。

半天河水在上，天泽之水也，故治心病鬼疰、狂邪恶毒。

---

① 朱真人：《证类本草》作"野人闲话朱真人灵验篇"。《野人闲话》，宋·景焕撰，杂事小说集，已佚。

② 蓝以石灰：古人以蓝浸水，入石灰搅，取其青黑色水，用以染布。

火　部

燧　火

四时钻燧，取新火，以为饮食用。依岁气，而无亢、不及。故春取榆、柳，先百木而青，故火色青；夏取枣、杏，其心赤而应离，故火色赤；秋取柞、楢，其理白而象兑，故火色白；冬取槐、檀，其木心黑而象坎，其火色黑；季夏取桑、柘，其色黄而象中，故火色黄。后世寒食禁火，乃季春改火遗意，而俗作介推①事，谬矣。

桑柴火

主痈疽发背不起，瘀肉不腐，及阴疮、瘰疬、流注、臁疮、顽疮，燃火吹灭，日灸二次，未溃拔毒止痛，已溃补接阳气，去腐生肌。凡一切补药诸膏，宜此火煎之。不可点艾伤肌。

按：桑木能利关节，养津液，得火则拔引毒气，而去逐风寒，所以能去腐生新。《抱朴子》云：一切仙药，不得桑煎不服。桑乃箕星②之精，能助药力，除风寒痹诸痛，久服终身不患风疾。灸蛇则见足。

炭　火

栎③炭火，宜煅炼金石药。桴④炭火，宜烹煎焙炙百药丸散。白炭烧红为末，煎汤下，或刮末三钱水调服，能消金银、

---

① 介推：介子推，春秋时人，因不肯为官而负母隐入绵山，晋文公烧山而仍不出，乃死于火中。传说后世为纪念他而设寒食节。

② 箕星：二十八宿之一，居东方。

③ 栎（lì 立）：通称"柞"，其木坚硬。此泛指硬木。

④ 桴（fú 浮）：轻而易燃的木炭。此泛指软木。

铜铁，又解水银、轻粉毒。

芦火、竹火

宜煎一切滋补药

桑火助药力；桴火力慢，栎炭力紧；温养用糠及牛马屎，以其暖而能使药力匀偏也。用陈芦、枯竹者，取其不强，不损药力也。

艾　火

灸百病。若灸风冷疾，入硫黄末少许尤良。

凡灸艾火者，宜用阳燧[①]、火珠[②]承日，取太阳真火为良。一时不得，用真麻油灯或蜡烛火，以艾茎烧点于炷，滋[③]灸疮，至愈不痛也。其余金石、诸木之火，俱燥烈伤神，多损而不可用。

神针火

主心腹冷痛，风寒湿痹，附骨阴疽，凡在筋骨隐痛者，针之，火气直达病所，甚效。

神针火：五月五日，取东引桃枝，削木针如鸡子大，长五六寸，干用，以绵纸五层衬患处，将针蘸麻油点着，吹灭，乘热针之。

又有雷火神针法：用艾末一两，乳香末、川山甲、炼雄黄、

---

① 阳燧：阳，原作“汤”，据《本草纲目》改。阳燧，中国古代先民制作呈球面形内凹的青铜镜，用以聚焦阳光而取火，称为“阳燧”。

② 火珠：《说文解字》称“火齐珠”，古代取火用的水晶球，能聚集日光而生火，作用类似阳燧。

③ 滋：《本草纲目》此下有“润”字，义长。

草乌①、桃皮末各一钱，麝五分，拌②艾，以厚纸裁成条，铺药艾于内，紧卷如指大，长四寸，收贮瓶内，埋地十四③日，取出，灯上点着，吹灭，隔纸十层，乘热针患处，热气直入病处，效尤速。止④忌冷水。

火 针

《素问》谓燔针，焠针也。其法：麻油满盏，以灯草十四茎，点灯，将针频涂麻油，灯上烧赤用之。倘不赤或冷，反致损人。太浅则病不去，太深则伤经络，要在得中。针后发热恶寒，方为中病。夏日湿热在两脚时，不可用此。

主治：风寒筋急，挛引痹痛，瘫痪，癥积，冷病。

灯 火

惟胡麻油、苏子油能明目，余皆损目。

主治：小儿惊风、昏迷、搐搦、窜视诸病，及头风胀痛，以灯心蘸麻油点灯焠之，良。外痔焠之，亦妙。

小儿初生，冒寒欲绝，勿断脐带，急烘热胞衣，灯炷脐下往来燎之，暖气入腹自苏。

土 部

白善土⑤

即今画家用者，处处有之，即烧白瓷器坯⑥者。诸土皆胜

---

① 乳香末……草乌：《本草纲目》作"乳香、没药、穿山甲、硫黄、雄黄、草乌头、川乌头"。

② 拌：《本草纲目》此上有"为末"二字。

③ 十四：《本草纲目》作"七七"。

④ 止：《本草纲目》作"并"，义胜。

⑤ 白善土：白垩，又名"白善土"。

⑥ 坯：原作"坏"，据《本草纲目》改。

湿补脾，独白垩土则兼入气分。

苦，温，无毒。

主治：女子寒热癥瘕，月闭积聚；血结，涩肠止痢；阴肿，漏下；吐血。

黄 土

三尺以上曰粪，三尺以下曰土。凡用，去上恶物，勿令入客水。

甘，平，无毒。

主治：泄痢冷热赤白，腹内热毒绞结痛，下血，取干土，水煮三五沸，去滓温服一二升。又解诸药中毒，及诸肉毒、椒、菌等毒。

按：病瘫疯者，以黄土汤治之，土胜水，而水平风自退耳。

又有饮食入咽痒痛，如虫攒状，取十里外行路黄土，以温酒二升搅之，投药百粒，空心饮下，觉痛不堪，下马蝗千条而愈。凡虫入人脏，势必滋生，入腹久无土味，喜酒乘饥而下，焉有不一洗而空者邪！

东壁土

甘，温，无毒。

主治：下部疮，脱肛；止泄痢，霍乱烦闷；温疟，点目去翳①；同蚬壳为末，敷豌豆疮；疗小儿风脐；摩干、湿二癣极效。

此东壁土也，可除油垢衣。新汲水搅化，澄清服之，以②脾湿吐泻霍乱。盖脾土喜燥而恶湿，故取太阳真火所照之土，引真火生发之气，补土胜湿，则吐泻自止也。

---

① 去翳：原无，据《本草纲目》引甄权补。
② 以：当作"已"。

治反胃用西壁土者，取太阳离火所照，并收敛之气，借气以调脾胃也。

道中热土

主治：夏月暍死，以土积心口，少冷即易，气通则苏。亦可以热土围脐旁，令人尿脐中，仍用热土、大蒜等分，捣水去滓，灌之即活。

十字道上土　主头面黄烂疮，同灶下土等分敷之。

桑根下土

治中恶风、恶水而肉肿者，水和敷上，灸二三十壮，热透即平。

蚯蚓泥

甘，酸，寒，无毒。

主治：赤白久热痢，取一升炒烟尽，沃汁半升，滤净饮之；去热毒、蛇犬伤；敷狂犬伤，出犬毛神效。

井底泥

涂汤火疮；疗妊娠热病，敷心下及丹田可护胎①。

伏龙肝 即灶心土

辛，热，温，无毒。

主妇人崩中、吐血，止咳逆血，醋调涂痈毒；催生下胞衣；水调敷脐，治心痛，狂颠，风邪，反胃，中恶卒魇，诸疮。

墨

辛，温，无毒。

---

① 胎：此字原坏难辨，据《本草纲目》补。又《本草纲目》此下有"气"字。

治吐血，生肌，合金疮，血晕，崩中下血，醋磨服之；又止血崩。

百草霜

辛，温，无毒。

主治：消化积滞，入下食药中用；止上下诸血，崩带，胎产诸病，伤寒，黄疸，疟痢，噎膈，咽喉口舌诸疮毒。

百草霜、釜底墨、梁上倒挂尘①，乃②釜底烟气结成，体质原有轻虚结实之异，重者归中下二焦，轻入心肺之分。古方治阳毒发狂黑奴丸，三者并用，攻解三焦结热，兼取火化从治之义。其治失血胎产，见黑而止之意也。

梁上尘

去烟火远，必高堂殿上者，筛净用。

主治：止金疮血出，齿龈出血；唐本治腹痛、噎膈、中恶、鼻衄，小儿软疮。

香炉灰

扑跌伤，金刃伤损，罨之，止血生肌。

冬 灰

治人溺水死，用灶中灰一石埋之，从头至足，止露七孔，良久自苏。以灰性暖而能拔水也。

市门土

妇人易产。入月带之，产时酒服一钱。

为市之处门橱下土也。

---

① 釜底墨梁上倒挂尘：原脱，据《本草纲目》及文义补。
② 乃：《本草纲目》作"皆是"，义长。

鞋底土

适他方不伏水土，刮下和水服，即止。

车辇土

恶疮出黄汁，取盐车边脂角上土涂之。

行人暍死，取车轮土五钱，水调澄清，一碗即苏。

小儿初生无肤，赤色，因受胎未得土气。取车辇土碾敷之，三日后生肤，良验。

校注后记

一、作者生平与事迹简介

顾逢伯，字君升，号友七散人，古吴（今江苏吴县）人。具体生卒年份不详，据顾氏朋友（为本书作序）陆康稷于万历四十四年中进士及本书序写于崇祯庚午年推算，顾氏生活于明末之万历至崇祯、直至清初年间。

顾氏业医，非其初衷。其所著《脉诀炬灯》自序云："余幼习举子业，志在进取，而家君时抱沉疴，药饵不断，常与吴下诸明医往来交厚，故余得与之谈医理，源源不倦，各家心得，每于无意中出之，于是欣然有意乎其中矣。遂索诸医书翻玩，而医理颇明，然犹无志乎其事也。不谓历院试者再，而失意如初。家君年愈迈，病愈笃，还思有俯仰之虑，转计夫治生之策。学者不能进以寿一世，或退而思以寿一方。于是置吾儒事，从事于医。"故科举失意、父亲病重，乃是其弃儒从医的两大因由。

顾氏生平，文献记载不多。其所著医书，除《分部本草妙用》外，尚有《脉诀炬灯》。《脉诀炬灯》流传甚少，目前未见有刊本存世，今惟北京中医药大学图书馆藏有一种抄本残卷。

二、《分部本草妙用》版本考证

据本书两篇序文之款记，《分部本草妙用》当写成于明代崇祯庚午年（1630）。据《中国中医古籍总目》、国内主要图书馆藏书目录及有关文献考证，本书只有一种版本，即明崇祯刻本。此版本可能就是成书后首次刊刻的版本，但此后未能再版，故成为惟一的版本。

上述版本，目前只有中国中医科学院图书馆、安徽省图书馆各藏有一部完整版本。其余的残本有国家图书馆藏存前五卷，上海中医药大学图书馆、天一阁各藏有一部残本。1997年，中医古籍出版社据中国中医科学院图书馆藏明崇祯刻本出版了影印复制本。

三、《分部本草妙用》学术成就探讨

本书的主要内容，是基于临床实用的需要，选择了常用药物546种（其中部分药物今已少用或不用），重点阐述其性味功用和主治要点。作者在本书凡例中说："时珍《本草》及《大观本草》虽云极备，而泛滥无绪，不便检阅。"因此，他采用了两个措施来解决这一问题。第一，采摘《本草纲目》《证类本草》等书中于临床实用最切要的内容，而剪取其多余的枝蔓。第二，将这些内容按药物条目分门别类，以便于检索。其分类方法，主要是按脏腑经络分部，这一部分占全书（共十卷）之多半（七卷）。其余分类不明者，设杂药一卷，谷、菜、果部为一卷，动物类及矿物类各部共一卷。其按脏腑经络分部的七卷内容中，每部再分温补、寒补、温泻、寒泻、性平五类。

归纳本书内容，有如下特点：①强调实用。从本书的内容，到体例排列，都是围绕"实用"这一根本宗旨。考《本草纲目》五十二卷，载药1892种，作者只选常用之546种，从临床实用看，却也绰绰有余。而《本草纲目》为继承本草文献，集其大成，多有引用转载，以便考证，其规制必大。而要想缩小其制，惟有从实用的角度，才能提取其精要。②力求简明。从本书内容看，主要来自《本草纲目》。但《本草纲目》内容丰富，每一品种都可能有大量篇幅的描写，从药物名称、生态特征、地道方土、品种考证，到性味、功用、主治、例方，甚至

传闻典故，广收博采，既有本草经典的转录，亦有各家文典的散记。但本书所取，寥寥二百字，陆氏称赞此书"简洁明了，不芜不蔓"，恰如其分。③分部严谨。本书将所选药物品种，按照特定的方式进行排列，构筑起了一个严谨的体系，犹如军阵之有序，故称《分部本草妙用》。其分部方法，一纵一横。纵则依脏腑经络，故其自卷一始，分列肝部、心部、脾部、肺部、肾部以及兼经部。故凡病在何脏何腑及其经络，其当用之药，已然归集待查，可免一时漫无头绪之困惑，于初学之固更有用，即老手亦可据此推敲。横则针对证侯之寒热虚实，每部再分温补、寒补、温泻、寒泻、性平五类，则辨证用药，便有规矩准绳，可防庸下之辈，胡乱凑方。昔张景岳有八方八阵之论，顾氏遣药入阵，与张氏有异曲同工之趣。

除了编排药物、选录内容体现了顾氏独特的治学思想之外，本书还通过序文、凡例，透露出一些反映其医学风格的特色。其中最醒目的一点，是作者对"用药如用兵"这一古老医训的阐发。他在自序中写道："尝闻用药如用兵。余读兵书，而知兵之水土有异也，伎俩不同也。……至于天时地利之不可违，彼己虚实之早宜量，此又因时权变者也。"由此延伸到医学："予读医书，而知用药亦犹是尔。心、肝、脾、肺、肾，药之性也，各走其脏；寒、温、补、泻、平，药之能也，各效其灵。……至于阴阳气运之变更，五方燥湿之不一，表里虚实异形，风寒暑湿异证，又宜因天时人事而灵应之者也。妙得其机，而适投其窍，药之灵奇也。"《分部本草妙用》之成书，正是基于这样的思想。他说："予故以本草一书，分为五脏，犹兵之有五部也。其兼经杂药，犹兵之有擅众长堪令使者。类序其寒温补泻，犹兵之各善其长，而各利一方者……不犹王家之兵，听之能将将、能将兵者之调遣也耶。"明于此，是否可以说找到理解其"妙用"的钥匙？

四、整理校注研究目的与方法

1. 顾逢伯作为明代医家，医界影响不大，原因之一是其著述刊印不多，存世更少。《脉诀刊误》原刊未见，惟一抄本仅剩上卷；《分部本草妙用》尚存全本，但也只有一种版本，存世数量极少，且有的已经残缺。此次整理研究的目的，首先是为了保护古籍，保存前人可贵的学术资料。

2. 此书原版为繁体古籍，一般读者也难看到。此次改为简体横排版，并进行细致的校注，可供一般读者学习研究之用。

3. 此书虽为孤版，但大部内容为抄录《本草纲目》，故校勘以《本草纲目》为主，其他相关古籍为辅。作者抄录《本草纲目》常有删减、选摘、缩编，只要不影响文义，均视为作者的创作行为，不进行校勘补充。但有些文句变动属于脱落或误录，造成文理错误或中断，则根据文理需要进行校勘或改补。

4. 本书存在一些错误或可商之处，适当于相关文字处进行必要注释说明。若无法注释说明，则保留原貌，待读者自审。

总 书 目

医　　经

内经博议

内经精要

医经津渡

灵枢提要

素问提要

素灵微蕴

难经直解

内经评文灵枢

内经评文素问

内经素问校证

灵素节要浅注

素问灵枢类纂约注

清儒《内经》校记五种

勿听子俗解八十一难经

黄帝内经素问详注直讲全集

基础理论

运气商

运气易览

医学寻源

医学阶梯

医学辨正

病机纂要

脏腑性鉴

校注病机赋

内经运气病释

松菊堂医学溯源

脏腑证治图说人镜经

脏腑图书症治要言合璧

伤寒金匮

伤寒大白

伤寒分经

伤寒正宗

伤寒寻源

伤寒折衷

伤寒经注

伤寒指归

伤寒指掌

伤寒选录

伤寒绪论

伤寒源流

伤寒撮要

伤寒缵论

医宗承启

伤寒正医录

伤寒全生集

伤寒论证辨

伤寒论纲目

伤寒论直解

伤寒论类方

诊　　法

针灸推拿

卫生编

袖珍方

仁术便览

古方汇精

圣济总录

众妙仙方

李氏医鉴

医方丛话

医方约说

医方便览

乾坤生意

悬袖便方

救急易方

程氏释方

集古良方

摄生总论

辨症良方

活人心法（朱权）

卫生家宝方

寿世简便集

医方大成论

医方考绳愆

鸡峰普济方

饲鹤亭集方

临症经验方

思济堂方书

济世碎金方

揣摩有得集

瓯斋急应奇方

乾坤生意秘韫

简易普济良方

内外验方秘传

名方类证医书大全

新编南北经验医方大成

临证综合

医级

医悟

丹台玉案

玉机辨症

古今医诗

本草权度

弄丸心法

医林绳墨

医学碎金

医学粹精

医宗备要

医宗宝镜

医宗撮精

医经小学

医垒元戎

医家四要

证治要义

松厓医径

扁鹊心书

素仙简要

慎斋遗书

折肱漫录

丹溪心法附余

IV

叶氏女科证治

妇科秘兰全书

宋氏女科撮要

茅氏女科秘方

节斋公胎产医案

秘传内府经验女科

儿　科

婴儿论

幼科折衷

幼科指归

全幼心鉴

保婴全方

保婴撮要

活幼口议

活幼心书

小儿病源方论

幼科医学指南

痘疹活幼心法

新刻幼科百效全书

补要袖珍小儿方论

儿科推拿摘要辨症指南

外　科

大河外科

外科真诠

枕藏外科

外科明隐集

外科集验方

外证医案汇编

外科百效全书

外科活人定本

外科秘授著要

疮疡经验全书

外科心法真验指掌

片石居疡科治法辑要

伤　科

伤科方书

接骨全书

跌打大全

全身骨图考正

眼　科

目经大成

目科捷径

眼科启明

眼科要旨

眼科阐微

眼科集成

眼科纂要

银海指南

明目神验方

银海精微补

医理折衷目科

证治准绳眼科

鸿飞集论眼科

眼科开光易简秘本

眼科正宗原机启微